轻松瘦身 easy * diet

[日] 福田千晶 著　乐秀琳 译

U0213579

上海动画大王文化传媒有限公司
Shanghai Donghuadawang Culture Media Co.,Ltd.
上海人民美术出版社

『只要一点小改变』就能轻松瘦身

很多人都在说着"好想变瘦啊。"

也有很多人都在说着"我一定要瘦下来！"

但是，当你问这些人，为了变瘦，"有没有注意饮食"或"有没有做运动"的时候，很多人的回答总是"没有"。

这样的话，是不可能瘦下来的。

无论如何，不做出一些改变的话，体形是不会改善的哦。

话虽如此，但要下定决心减肥，周密地调理饮食、安排时间运动，有些人还是会觉得很麻烦，并且很难坚持下去。

在这里，就给大家介绍一种非常适合这类人的，只要对平日的生活习惯稍作改变，稍加注意就能够达到减肥效果的"轻松瘦身（easy diet）"方案。

我们按照一日三餐，一个月90餐来计算的话，如果每一顿都不加控制、随心所欲地吃就会渐渐变胖，最好的情况也只是保持现状。

然而，如果实行类似"将每餐后的加糖咖啡换成清咖啡"这样一个小改变的话，每月就能减少每次加入的砂糖量×90倍的卡路里摄入。

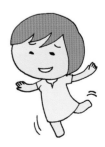

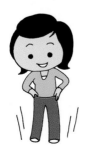

不用去做那些为难自己的事情，也能让身体变得容易瘦下来。这样的"小改变"渗透于生活的方方面面。

"小改变"虽然不能让你马上瘦下来，但是1到2个月之后，你就一定会注意到你的体重、脂肪含量以及身体曲线的改变了。

与其费尽精力在一周内减了5公斤最后以反弹悲惨地收尾，还不如稍微放慢步伐切实地减下2公斤来得有价值呢。

卡路里计算？不行不行，好难的，算不来。

运动？3分钟热度，坚持不下来。

甜食？哇，抗拒不了啊！

减肥、减肥，屡战屡败。

上面说的就是你？没有关系哦。这本书正是为你而准备的！

不用定目标

不用喊口号

不用下决心

这就是轻轻松松地开始，并可以长期坚持下去的"轻松瘦身"！

福田千晶

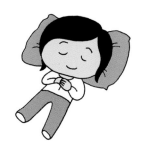

Contents

『轻松瘦身100招』

谁都能做到的、非常简单的

稍作改变就能轻松瘦身。你是哪一类型呢？不同类型都能做到的"轻松瘦身"

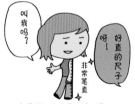

叫我吗？

呀!

好直的尺子

非常笔直

绰号就叫"量尺"吧。

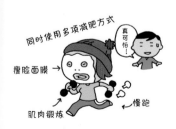

同时使用多项减肥方式

真可怕！

瘦脸面膜

肌肉锻炼

慢跑

呜喔喔喔喔喔喔

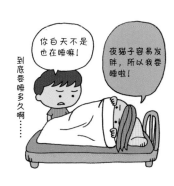

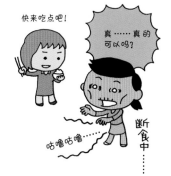

Contents

Part 5
身心愉悦的减肥方案
『治愈疗法』门诊

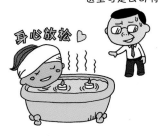

我说那个谁，
这里可是公司啊！

身心放松♥

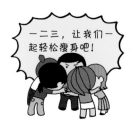

一二三，让我们一起轻松瘦身吧！

不能半途而废……

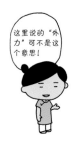

这里说的"外力"可不是这个意思！

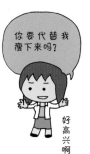

你要代替我瘦下来吗？

好高兴啊！

斩钉截铁

才没有那么简单呢！

哎，外国人生来就瘦，真好啊……

减肥方案100例

八个不同的减肥类型

这样照做就能瘦下来！来寻找适合你的减肥方案吧！

看看适合你的是哪一种呢？

想变瘦却又偏偏瘦不下来，每个人都有这样或者那样的原因和借口。在此我们把100种减肥方案分为八大类，一起来寻找适合你的轻松减肥法吧！

Type 1

想变瘦，又不想破坏身体的曲线美！

匀称瘦身门诊

方案001~012

P11

体重首先取决于外形。只要身体有曼妙的曲线，就会使整体的身材显得很纤细，而铸就曼妙身材的关键就是"体态"以及"局部减肥"。这是从今天就开始奏效的速攻减肥方案。

Type 2

虽然想减肥，但是人家总是很忙嘛。

同步瘦身门诊

方案013~022

P23

想要减肥的话，运动是很必要的。虽然大家都明白这一点，但是对于本来就很忙，或者觉得麻烦而不能持之以恒的你来说，有很多方案，都能让你在忙碌的同时，也能够达到专心致志锻炼的效果哦。

总是墨守陈规太麻烦了。

重新设定门诊

方案023~040

P31

也没有吃很多食物，为什么就变胖了呢?也许每天就这样不知不觉地变胖了。如果能改变一成不变的生活习惯，稍作注意就能变瘦! 在这里就向你介绍这样一种减肥方案。

战胜不了食欲啊……

饮食减肥门诊

方案041~066

P43

在变胖的各种原因中，最主要的一点还是"饮食"。但是，既不能绝食，也不想勉强自己。在这里介绍给你的这些方案,就是在平时饮食的时候,在食材和烹饪方式上下功夫,减少卡路里摄入量。

工作已经疲惫不堪了，哪还顾得上减肥呀!

治愈疗法门诊

方案067~079

P61

你知道吗？疲劳和压力积聚过多的话，脂肪也会堆积起来哦。想要拥有纤细的身材，释放压力也是很重要的。这里将为你介绍通过视觉、嗅觉、触觉等所带来的身心愉悦的放松式减肥方案。

迄今为止做事都没有长性……

▶▶

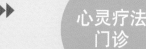

心灵疗法门诊

方案080~087

P71

立下目标，发出减肥宣言，在目标达成之前不懈地努力，这自然是很有成效的。但是"轻松瘦身"不用下决心，不用喊口号，也不用定目标。介绍给你没有条条框框、毫无压力的减肥方案。

好想变瘦啊，但是好麻烦啊！

▶▶

借助外力门诊

方案088~094

P77

想要尽可能轻松地、快乐地瘦身！介绍给你利用美容院和一些瘦身用品来帮助你瘦身的好方法。如果能够妥善地利用资源，就会有塑形和调理身体的特殊功效哦。

容易很快厌倦的人。

▶▶

环游世界门诊

方案095~100

P85

无论是多么轻松的瘦身方法，基本上都是一场"持久战"，中途难免会有使不上劲儿的时候。这个时候推荐能让你斗志重燃、以环游世界为目标的瘦身方案。

那么，你是以上哪一种类型呢？请根据你自己所属的类型来寻找属于你的减肥方案吧！

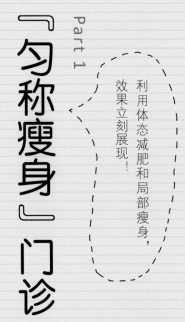

Part 1

「匀称瘦身」门诊

利用体态减肥和局部瘦身，效果立刻展现！

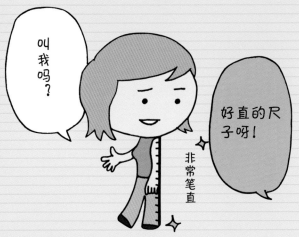

叫我吗？

好直的尺子呀！

非常笔直

绰号就叫"量尺"吧。

漫画：外形急剧改变！
"重心"的秘密

矫正身姿是"轻松瘦身"的第一步！重心是身体重量的中心点，如果体态不好就会导致重心下垂，这样就使下半身显得肥胖。如何才能避免这一点呢？

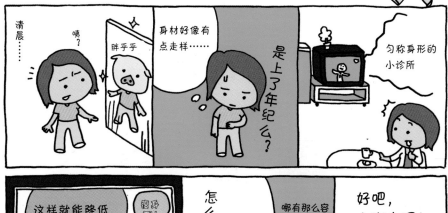

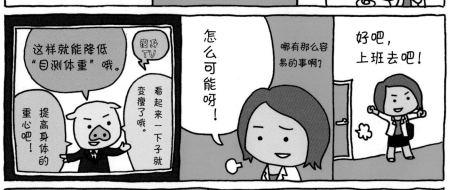

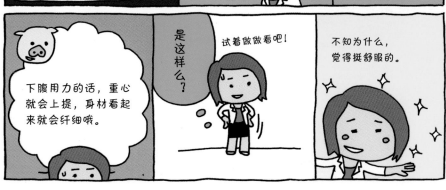

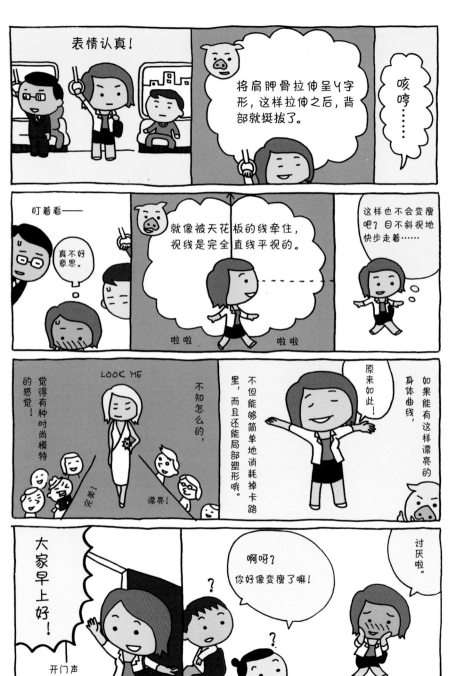

矫正身姿，
做个体态美人

支配着身体曲线的要素，除了"胖瘦"之外，"体态"也很关键。像模特、有氧运动教练、舞蹈演员这样的人，都是拥有紧绷的肌肉的人，所以他们无一例外身形都很棒。在模特训练基地里，训练养成正确的身体姿势是最初的课程。从这一点上我们就能知道，姿势是曼妙曲线的根本所在。

为了保持正确的姿势，锻炼用来支撑这个姿势的肌肉是很必要的。只要有意识地去做肌肉运动，身体就会紧绷起来。如果一直注意去让身体保持正确的姿势，仅仅是这样做就能让塑形贯彻到全身。

让我们统统抛掉吃饭时驼背、走路时内八字等坏习惯，一起成为体态美人吧!

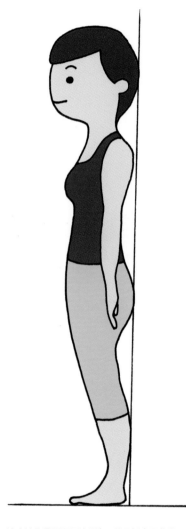

请确认你是否深深地吸腹，并且挺直了背脊。

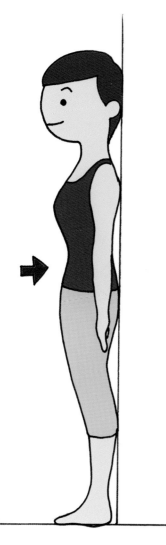

背靠着墙壁站着，将背脊、肩胛骨、臀部、腿肚都紧贴墙壁。

通过收腹掩盖体重

人们站立时的姿势因人而异，千奇百怪的。即使自己下决心要挺直身板站着，偶尔瞥到自己在镜子里的，或者是在街道上的玻璃里倒映出来的姿势，实际上却是有些驼背的，或是小肚子鼓出来的，或是身体或左或右倾斜着的……这个其实就是常年累月所养成的姿势上的一些习惯。这些习惯也不需要勉强自己去矫正，只要某些部分稍作注意，效果就会很显著。也就是要在"下腹"用力。在下腹用力，像是紧紧地把小肚子吸进去那样，这样做的话，背脊就会得到拉伸，从而挺拔起来。这样一来，身高看起来变高，目测的体重也会减轻哦。下腹时常用力的话，还能对腰部塑形，可谓一举两得！

「匀称瘦身」门诊

瘦脸的法宝是肩胛骨

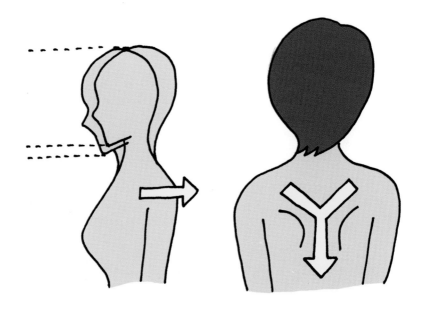

平时的生活中，因为酷暑等原因身体一下子就没有了力气，就会变成驼背的样子，大部分从事文案工作和电脑工作的人就更不用说了，这样所造成的结果就是肩膀酸痛、姿势也不好看。总而言之是不会有益处的。

所以无论你是坐着还是站着，都尽量把肩膀向后拉伸，试着将肩胛骨拉伸呈Y字形。于是就会发生不可思议的事情！由于背脊得到拉伸，头部的位置也上抬了。更好的是，这样一来，脸蛋看起来更小。立刻见效，而且效果超群哦！

虽然说减肥尚未成功，在无论如何都想变得"看起来很瘦"的日子里，为了能穿上充分体现效果的衣服，请一定要尝试这个方法。

收紧臀部，成就完美下半身

你是不是因为"O形腿是骨骼的原因造成的，所以不管做什么都是徒劳"而放弃了呢？

当然，有些O形腿是由于双腿骨骼的弯曲造成的，然而有些O形腿也是由于对肌肉的使用方法有问题而造成的。比如，平时肌肉不用力，走路懒懒散散，骨盆就会变宽，也易形成双脚向外撇的走路方式，结果就会导致O形腿的产生。

在这里推荐一个能有效的矫正O形腿的方法，那就是"收紧臀部"。这个要领的关键就在于臀部的肌肉要用力。大腿内侧的肌肉用力的话盆骨就会收紧，脚也能顺利向前迈出，下半身的线条也能变得纤细而曼妙。暗号就是"收紧臀部"！

「匀称瘦身」门诊

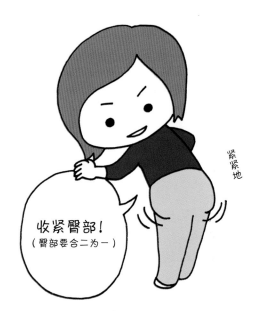

紧紧地

收紧臀部！
（臀部要合二为一）

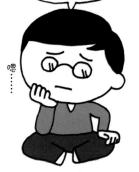

但是臀部本来就是分开的两瓣呀……

嗯……

哪里啊？

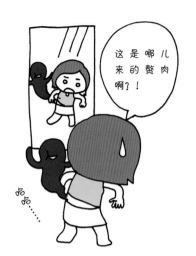

*006 镜子是你的挚友

　　一天之中，你有几次在镜子中看自己全身的样子呢？哎，你没有全身镜吗？这样的话，减肥就没有讨论价值了啊。推荐你尽快去准备一面全身镜哦。能将全身一览无遗的镜子，是减肥强有力的伙伴。这是因为，如果能客观地认识自己的体形，它的变化也就一目了然了。

*007 一个月就去照一次相吧

　　为了保持这份"我要瘦"的心情，每月去照一次全身照是个不错的主意。当然，如果能从正面、侧面以及背面都拍摄的话是最好的了。这样一来，类似"虽然腿部稍微变瘦了一些，但是腰部还是老样子啊"，或者"下颚线条还是太过丰满了"这样与自己理想有差异的地方被反映出来，应该就能激发新的斗志吧。决定好每月照一次相，就快快去尝试吧！

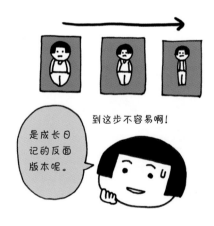

到这步不容易啊！

是成长日记的反面版本呢。

漫画：塑腰！
练成"冒牌腹肌"

塑腰的既定项目就是仰卧起坐。
但是这个运动出人意料地困难。
但是请放心，这里有轻轻松松达到效果的绝妙方法。

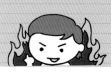

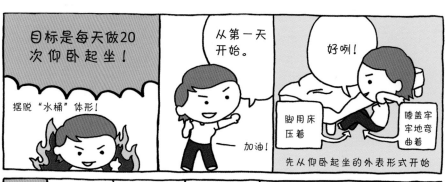

目标是每天做20次仰卧起坐！

摆脱"水桶"体形！

从第一天开始。

加油！

好咧！

脚用床压着

膝盖牢牢地弯曲着

先从仰卧起坐的外表形式开始

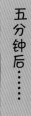

五分钟后……

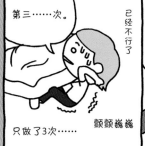

第三……次。

已经不行了

只做了3次……

颤颤巍巍

做到20次完全不可能啊！

那么"冒牌腹肌"是怎样的呢？只要在床上把身体抬高到能用眼睛直视到肚脐的程度就可以了。

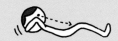

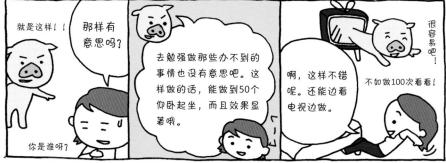

就是这样！！

那样有意思吗？

你是谁呀？

去勉强做那些办不到的事情也没有意思吧。这样做的话，能做到50个仰卧起坐，而且效果显著哦。

啊，这样不错呢。还能边看电视边做。

不如做100次看看！

很容易吧！

「匀称瘦身」门诊

双脚分开，与肩同宽站立，双手交叠在一起。保持吸气5~6秒慢慢将全身向上伸展。伸展到顶端的时候保持10秒静止。就这样来回做5~6次。

*009

轻松伸展身体
和赘肉说拜拜

局部肥胖的原因之一就是肌肉僵硬。如果一直对这种肌肉僵硬和疲劳不管不顾的话，肌肉的运作就会变差，新陈代谢也会变差。这样就会造成这部分的脂肪很难被燃烧掉。

在这里要推荐的是舒展法。通过这个方法，可以消除积聚在身体里的乳酸等致疲劳物质。而且通过身体的反复舒展和伸缩，也能促进血液循环，为肌肉运送新鲜的氧气和营养成分，使肌肉能更为轻松地运作。

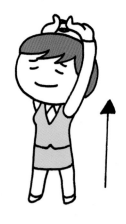

*010

利用肌肉锻炼，
消除双臂"摆摆肉"

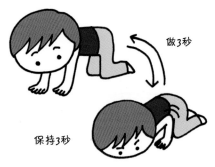

做3秒

保持3秒

做3秒的俯卧撑后趴下，保持趴下的状态3秒，然后再回复之前的姿势。这样来回做10次。

导致双臂松松垮垮的不仅仅是脂肪。在原有的肌肉之上形成了脂肪、在肌肉之间又积聚了脂肪，这样形成的"五花肉"才是双臂"摆摆肉"的"实体"。这个时候，就有必要做能使两臂肌肉收紧的"肌肉锻炼"了。原本靠双臂来支撑全身的俯卧撑很有效果，但是很少有女生能够做到。那么双膝跪地，或把双臂支撑在桌子上的姿势也是可以的。在电视机前，在公司洗手间里，随时随地做俯卧撑吧！

提臀是「背影美人」的关键

提臀是不是成为"背影美人"的条件呢？例如，一个人即使看起来很娇小，但如果臀部和大腿很肥胖的话，臀部和大腿就会松弛到没有界限，这样，不但腿看起来很短，连内裤都不好买。提臀的关键在于，在臀部较高的位置形成肌肉，当然不要在这里积聚脂肪也是很重要的。

身体趴在地上，脚向上抬举的练习是很有效的。如果平时走路的时候就注意在臀部用力，就能充分地进行肌肉锻炼。基本不需要耗费体力的肌肉训练，只要在生活中稍加注意，提臀所带来的瘦身效果就会很显著。

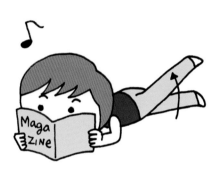

腿慢慢地抬举起来，慢慢地回归原样。腿没有必要抬得很高，只要抬到能感到后背被拉伸的感觉就可以了。

*012 美腿是这样练成的

线条是美腿的关键。双腿并拢站立的时候，两腿之间没有较大的空隙，下半身整体的轮廓不是横向扩展的腿形是美腿大前提。

如果让胖乎乎的大腿内侧肌肉得到锻炼就会很有效果。非常推荐这种横向侧卧，腿部伸直，缓缓地向上抬举的练习。这样能够均匀地刺激腿部的肌肉。关键点是动作要尽可能地缓慢。

横向侧卧着，用手腕支撑头部。上方的腿部用力伸直，用3秒的时间向上抬起，并保持这样的姿势3秒钟，然后用6秒的时间回归原状。这样来回做10次。

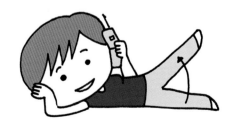

「匀称瘦身」门诊

这样做是不行的！

穿塑形裤太辛苦了，穿了一个月就放弃了

为了能束缚住腹部的脂肪，下决心买下塑形裤。根据说明书上所说的，只要长期穿着这类塑形裤，不但能够使胸部丰满起来，还能减去腋下和腹部的脂肪。一开始的时候很兴奋，就连睡觉的时候也穿，但最终因为穿着塑形裤实在太辛苦，所以放弃了。白天的时候，也会因为出汗或者瘙痒等状况放弃。啊，这一件塑形裤就花了我7万日元（5000多元人民币）呢！

直截了当地解读那些经常发生的失败案例！

矫正体形和燃烧脂肪是不同的

所谓的塑形裤，只不过是重新分配身体上的脂肪分布。脂肪并没有减少，只是它的位置变动了，这样一来能使身体看起来一定程度上变得凹凸有致。然而由于脂肪要恢复原来位置，当你脱掉塑形裤的时候，脂肪也就一下子松垮了。另外，仅仅依靠调整体形是没有办法燃烧脂肪的，所以塑形和变瘦没有任何联系。

医生建议

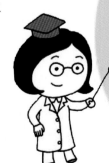

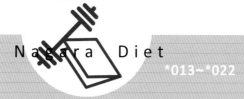

Nagara Diet

*013~*022

Part 2

「同步瘦身」门诊

为总是繁忙的你而量身
定做的招式

同时使用多项减肥方法

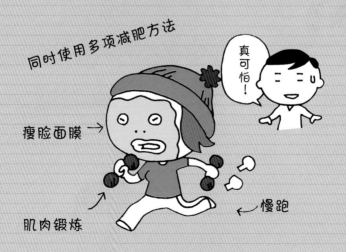

真可怕！

瘦脸面膜 →

肌肉锻炼

← *慢跑

呜喔喔喔喔喔喔

漫画：在上下班途中，每天换一种慢步方式

我们总是说"因为太忙了所以没有时间减肥"，其实并不一定哦！例如，在上下班或者上学放学途中，就有一种能够实现卓越减肥效果的每日慢步方式。

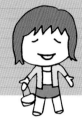

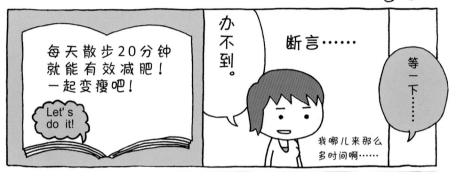

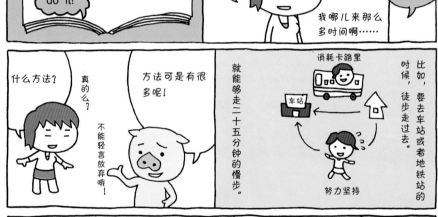

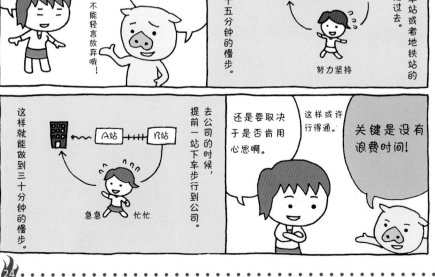

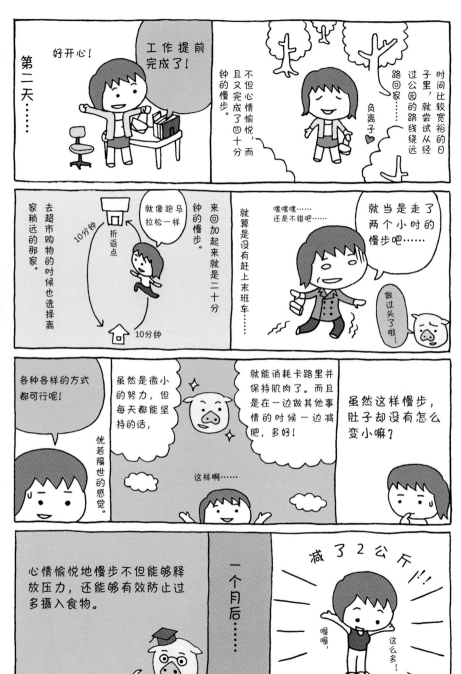

走路方法稍作改变就能做"有氧运动"

上下班、上下学、购物……女性一定有很多这样走路的机会。总之都是要走路的，不如对走路的方法作些改变。稍作改变就能提高能量的消耗哦。

要点很简单，那就是比平时走路的速度快上2倍。速度控制在边走边说话还行，但是边走边唱歌就有些困难，这样就可以了。在注意走路姿势的同时，大胆地把手臂前后大幅度摆动。只要这样做，就能使平时普通的走路变成"对燃烧脂肪有显著效果"的有氧运动。

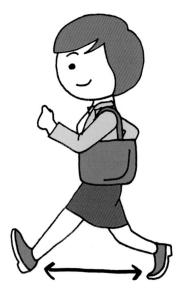

- 面朝正前方，注视大约10~20米的地方。
- 抬起下巴。
- 手肘弯曲，轻轻地前后摆动，有助于腋部减肥。
- 走路的时候腹部用力。
- 步幅尽可能大（一般为身高减去90厘米）。
- 必须用脚后跟先着地。

比起坐自动扶梯，当然是爬楼梯更能消耗能量。尽管这么说，下定决心无论如何也要爬楼梯，又觉得很有压力。这样的话，利用自动扶梯空出来的一边走上楼就行了。这样要比站着乘自动扶梯更能消耗下半身的脂肪。

在自动扶梯里也能锻炼下半身的肌肉

上班的时候也能悄悄锻炼

在办公室里，做减肥的锻炼是很困难的，但是静态肌肉锻炼（保持某一动作静止不变来锻炼肌肉）的动作幅度不大，所以在办公室进行也没关系。尤其是从事案头工作的人越来越多，工作中用到的也大多数是上半身，这样总是松松垮垮地坐着也太浪费减肥的好机会了。

在这里，为你推荐的是即使坐着也能完成的办公桌腹肌锻炼和下半身塑形锻炼。不用屏住呼吸，对呼气吸气稍作注意，一天做上几套都没有问题。在无聊的会议上，也能帮你释放压力，可谓一举两得。

「同步瘦身」门诊

● 下半身塑形

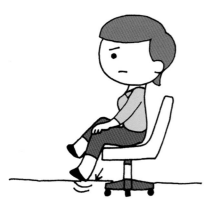

一只脚的脚后跟用力踩向地面。保持8秒之后换另一只脚。这个锻炼有助于大腿至臀部的减肥。

● 办公桌腹肌锻炼

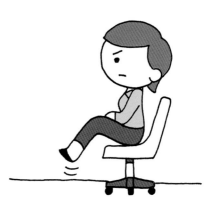

不要依靠椅背，双脚离开地面大约5毫米左右坐着。腹肌有意识地用力并保持8秒钟左右，这个锻炼有助于腹部的减肥。

利用电视广告的一分钟来做按摩

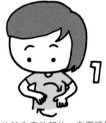

你比较在意的部位，在僵硬的脂肪上打圈状摩擦。

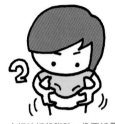

大把地抓起脂肪，像要折叠起来似的去按摩脂肪。

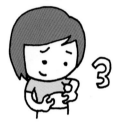

用指尖小部分地抓起脂肪，像要折叠起来似的去按摩脂肪。

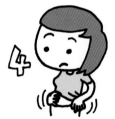

用手掌全部贴合在身上，缓慢地稍微用些力来按摩。

我们常常会想，在看电视的同时也能做塑形就好了！但是这样就不能集中精力看电视了。

所以我们关注的目标是——广告时间。在这1~2分钟内，所要推荐给你的项目是按摩。肚子、双臂、臀部、大腿……在这些脂肪容易囤积的地方，集中地来做按摩吧。当僵硬的脂肪变得柔软的时候，脂肪的燃烧功率就会上升，成为容易变瘦的体质。

洗衣服和熨烫衣服的时候，是锻炼平时很少有机会锻炼的双臂肌肉的绝好机会了。首先，洗衣服的时候，尽可能在高处晾干衣服，关键点在于一边伸展背部一边晾衣服。既做到了锻炼，而且举起东西的这个动作也有利于减肥。熨烫衣服的时候，先把衣服逐一拧干，一定会练就结实的双臂肌肉。

利用洗衣和熨烫衣服的机会消除双臂的赘肉

边做饭边锻炼

一会儿站着、一会儿弯腰、一会儿到高处去拿东西、一会儿拿着很重的料理用具、一会搬运餐具……仔细想一想，厨房的工作也算是重体力劳动了。必须好好利用这个特性才行哦。

比如，在厨房的洗碗池边上可以做俯卧撑，洗碗时可以踮脚站立，取身后的东西时可以扭腰……诸如此类的还有很多。这样一来，做饭能顺利完成，身体也能顺理成章地变瘦。

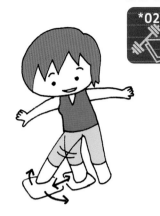

*020 用抹布让房间和身体都倍感清爽

虽然现在已经不太用抹布来打扫房间了，但是这个方法的运动效果还是十分显著的。

仔细地擦地板时，不仅手腕、腹肌和背部肌肉得到了强化锻炼，双臂的肌肉也得到了很好的刺激。对于怕麻烦的人来说，用脚踩着抹布来打扫房间，虽然仪态看起来不太雅观，但能很好地减大腿哦。

*021 使用吸尘器的同时矫正身形

使用吸尘器的时候，惯用的手握着把手，身体稍微向前弯曲。但是这样的姿势会造成左右两侧所负荷的力不同，这就是造成身体倾斜的原因，也是腰痛的罪魁祸首。

聪明使用吸尘器的关键在于，双手交替握住吸尘器的把手。同时肚子用力吸气，背部伸直，使得双腕和双脚所承受的力是同样的，这样就能矫正身体的倾斜了。

拿着擦窗户的毛巾，面对窗户，脚跟着地站立。保持这样的姿势，下蹲运动的要领在于腰部要向下用力，然后随着擦拭窗户的动作站立起来。站立起来的时候缓缓地吐一口气，身体充分伸展之后，一边吐气一边下蹲。这样的动作需要重复2~3次。

*022 边擦窗户边做下蹲运动

不少人一年才擦一次窗户。正因为不是经常做的事情，做的时候就一鼓作气努力来做吧。

比如，当你要擦与腰等高的窗户时，上下左右大幅度的擦拭，能够促进双臂的塑形。在擦大块的落地窗的时候，动作配合着毛巾的上下移动而运动，重复的站立和下蹲的运动，就成为一种全身的锻炼。

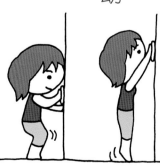

这样做是不行的!

虽然在健身房里干劲十足,却坚持不了

下定决心要让自己运动,于是申请成为了健身房的会员。一开始的时候,每天工作一结束,都会去健身房锻炼,一个月里也达成了减肥3公斤的目标。但因为加班、喝酒、聚餐等各种各样的原因,渐渐地去的次数越来越少。想到要去的时候时间已经过去了一个月,体重居然反弹了4公斤。

直截了当地解读那些经常发生的失败案例!

一周2次的步调是持之以恒的秘诀

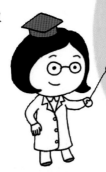

医生建议

去健身房和游泳池之类的地方锻炼,一开始的时候总是干劲十足,但是久而久之就会变得怕麻烦了。每天短时间的锻炼,并不会使体重明显减轻。但以一周2次的频率,有耐性地去健身房,从结果来看,确实能够成功减肥。另外不要一味地相信,不在健身房锻炼就减不了肥。在家里,稍微花一些时间来做练习,并且持之以恒,不但能够把脂肪保持在一个容易燃烧的状态,也能有效地防止反弹。

Reset Diet

Part 3

『重新设定』门诊

只要一点小改变就能轻松瘦身！

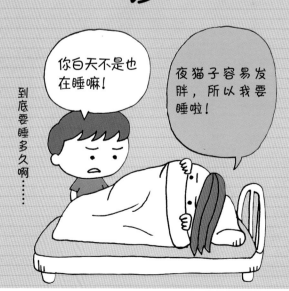

夜猫子容易发胖，所以我要睡啦！

你白天不是也在睡嘛！

到底要睡多久啊……

漫画：参考生理周期，提升减肥效果

只要稍微改变一下固有的减肥观念，掌握左右减肥成效的生理周期，就能让减肥事半功倍。

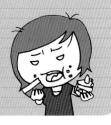

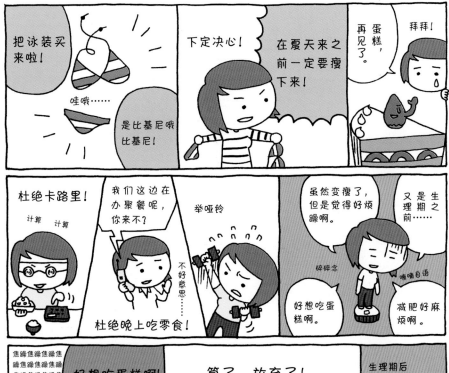

把泳装买来啦！

哇哦……

是比基尼哦比基尼！

下定决心！

在夏天来之前一定要瘦下来！

蛋糕，再见了。

拜拜！

杜绝卡路里！

计算 计算

我们这边在办聚餐呢，你来不？

不好意思……

杜绝晚上吃零食！

举哑铃

虽然变瘦了，但是觉得好烦躁啊。

碎碎念

好想吃蛋糕啊。

又是生理期之前……

喃喃自语

减肥好麻烦啊。

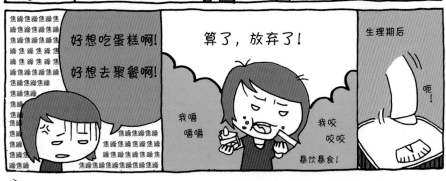

焦躁焦躁焦焦躁焦躁焦躁焦躁焦焦躁焦躁焦躁焦焦躁焦躁焦焦躁焦躁焦焦躁焦躁焦躁焦躁焦躁焦躁焦焦躁躁焦躁焦焦躁躁

好想吃蛋糕啊！

好想去聚餐啊！

焦躁焦躁焦躁焦躁焦躁焦焦躁焦躁焦躁焦躁焦焦躁焦躁焦躁焦躁焦

算了，放弃了！

我嚼嚼嚼

生理期后

呃。

我咬咬咬

暴饮暴食！

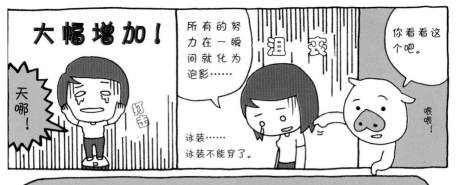

在生理周期中的 "易减肥期" 和 "不易减肥期"

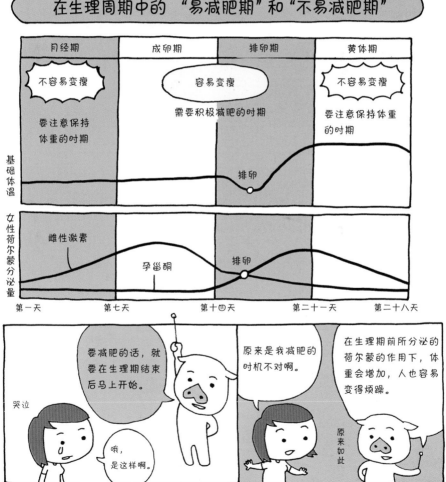

月经期	成卵期	排卵期	黄体期
不容易变瘦	容易变瘦		不容易变瘦
要注意保持体重的时期	需要积极减肥的时期		要注意保持体重的时期

基础体温

排卵

女性荷尔蒙分泌量

雌性激素

孕甾酮

排卵

| 第一天 | 第七天 | 第十四天 | 第二十一天 | 第二十八天 |

*024 增加睡眠时间与就寝时间

虽然睡眠的时候所消耗的卡路里，与白天活动的时候相比，并不是很多。但同时因为没有进食进水，能够抑制卡路里的摄入，恰恰最合适减肥。对那些有熬夜习惯的、到了深夜就忍不住吃东西的人来说，早早地上床，能够减少食物摄入的时间。

而且身体感到疲劳时，为了消解这种疲劳感，还会想去吃那些能够补充能量的甜食。睡眠不但能够消除身体的疲劳，还能成为减肥的强力后援。

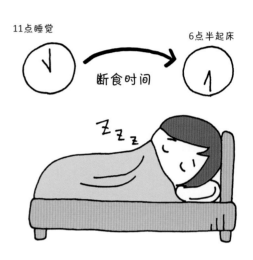

11点睡觉　　断食时间　　6点半起床

---

*025 体重秤是你的挚友

因为总是暴饮暴食，是不是连体重秤也不敢上了呢？相反的，觉得自己体重减轻的时候，会想反复地称好几次。确实是如此。称体重的话，就会产生"不能让这个体重再增加了"的意识，称体重的益处就在这里。

所以每天养成这样一个习惯：在早上起床后，和晚上睡觉前，每天称2次体重。如果可能的话，在吃饭的前后、洗澡的前后也称一下体重，抓住体重变化的规律，就能清楚地明白如何变瘦。

*026 挑选合身的衣服

如果强烈地想要掩盖身材的缺点，就会变得喜欢穿宽松舒适的衣服。但是这种想法往往就是一个陷阱。因为穿着这些很宽松的衣服，就容易产生盲点，比如吃得太多的时候也不会觉得不舒服，稍微变胖一点也不会察觉到。

所以请一定记住，"衣服一定要选择正好合身的大小来穿"。衣服腰部的式样，请不要选择橡皮筋款式的，要选择皮带样式的，这样就能拥有吃得太多的警报。在照镜子的时候，也要审视一下自己的身体曲线哦！

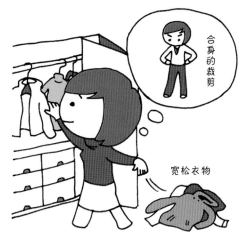

合身的裁剪

宽松衣物

减肥的时候，禁止穿着"舒适又宽松"的衣服！反而要选择"合身"的衣服，并要仔细审视自己的身材！

「重新设定」门诊

*027

肠胃清爽，腰身就会纤细

牛蒡　芹菜　甘薯　魔芋　海藻

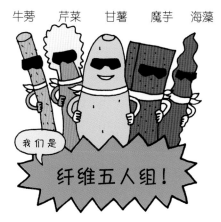

我们是

纤维五人组！

香蕉和葡萄柚等水果也富含食物纤维。食用时注意一下食物纤维吧。

对于想让腰部看起来很纤细的人来说，便秘是最大的敌人。有便秘症状的人，肚子怎么看都是鼓鼓的样子。穿那种收腰的衣服也会变得麻烦。

能为这样的人减掉脂肪的，就是食物纤维。食物纤维能清除那些残留在肠道里，肠道无法消化的食物残渣。食物纤维能够吸收肠道内的水分，并且膨胀起来，从而刺激肠道，促进食物的残渣以排便的形式排出体外。也就是说，食物纤维是便秘人群的救世主。解决了排便问题，鼓鼓的小肚子就能瘦下去啦！

*028 用左手拿筷子

从开始吃饭，到大脑接收到"肚子已经饱了"的信息，大约是20分钟。所以那些在20分钟内就神速的结束进餐的人，一般都容易吃得太多。

所以在这里介绍一种能够花费20分钟以上的、悠闲的吃饭方法：用左手（非惯用手）拿筷子吃饭。只是这样做，用筷子夹东西的时间就是平时的2倍，而且不像惯用手拿筷子那样一下子可以夹很多，自然而然，每一口吃的量就会变少。

关上电视机

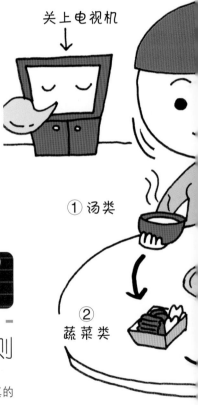

① 汤类

② 蔬菜类

*029 吃上一口就放下筷子

减慢吃饭速度的另外一个方法就是，吃上一口就放下筷子。想要减缓吃饭的速度，很重要的一点就是要把用筷子夹取食物到口中，与咀嚼食物这两个动作分开来做。将食物放进口中之后，就将筷子放下来，也请养成仔细咀嚼和品味食物的习惯吧。

*030

一口食物嚼上30次的法则

我们常常被教育说"吃饭要细嚼慢咽"。如果真的能够做到仔细咀嚼，一次也不少的话，即便是吃较少的量，大脑也会接收到已经饱了的信号。这样一来，真的只需要吃一点点食物，就能得到一种饱腹感。那么，就从今天开始养成"一口食物嚼上30次"的习惯吧。

魔法般的饮食顺序

你知道吗？只要稍微改变一下饮食的顺序，就能降低卡路里的摄入量哦。这种像魔法一样的饮食顺序是这样的：①汤类 ②蔬菜类 ③米饭 ④肉类和鱼类。秘诀就是要吃那些水分丰富，卡路里含量又很低的食物。

汤类的卡路里含量相对来说不多，能够很快被吸收而且容易产生饱腹感。蔬菜类的食物，比起生吃，炒一下或者是煮着吃来得更好。这样一来，就能减少米饭的摄入量。然后再食用肉类和鱼类这种高脂肪和高蛋白质的食物，这样不但能使得肚子比较舒服，也能起到减少吃零食的作用。

一边吃东西，一边看报纸、杂志、电视……你是不是会这样吃东西呢？边吃边做事的问题在于，因为吃东西是一个附加动作，主要的精力都集中在看电视、看报纸和杂志上了。吃东西的时候就不会去注意吃了多少，不管吃了多少也不会觉得吃饱了。为了防止这样的情况，当你把食物放进嘴巴里的那一瞬间，就请把注意力也全都集中在吃上吧！这点可是很重要的哦。

咀嚼咀嚼

嚼30次

用左手拿筷子

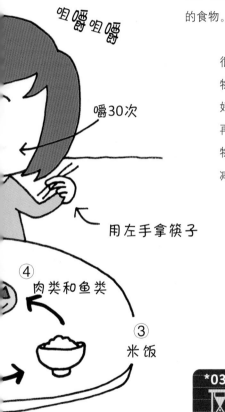

④ 肉类和鱼类

③ 米饭

*032

边做事情边吃食物就是过度饮食的元凶

「重新设定」门诊

减少卡路里的摄入量——盛饭菜的小技巧

平时盛装饭菜的时候，你是用大碗盛的满满当当的呢，还是用小碗一份份分开盛呢？如果你是前者，一般很难知道自己一共吃了多少，很有可能在不知不觉中就吃过量。如果是后者，自己一共吃了多少东西，光是用眼睛就能看出来，同时也会因为吃了很多食物而产生满足感。

注意，主食和蔬菜的搭配，比如生鱼片切丝，配上黄瓜，并把葱、胡萝卜、白萝卜切块点缀在周围；或是在烤肉的周围，撒上西洋芹，再添上花椰菜和番茄。色彩丰富的蔬菜组合提供了很好的营养的平衡。用餐的同时，又赏心悦目，非常推荐这一方法。

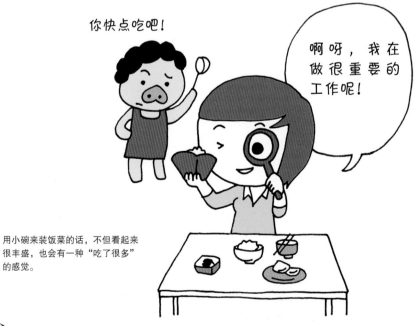

你快点吃吧！

啊呀，我在做很重要的工作呢！

用小碗来装饭菜的话，不但看起来很丰盛，也会有一种"吃了很多"的感觉。

*034 无论如何都想吃蛋糕的话，请在上午食用

蛋糕可以说是砂糖和油脂的结合物，在减肥的时候是被严令禁止的食物。但是有些时候就是很想吃啊。

如果无论如何都很想吃蛋糕的话，在这里推荐你早晨吃蛋糕。之所以这样说，是因为像蛋糕这样的高脂肪食物，只有在早晨血糖值上升的时候吃，才能在胰岛素的运作下，分泌出可以分解脂肪的荷尔蒙。也就是说，蛋糕也好，肯德基和果汁之类的组合食物也好，在早上的时候吃，不容易变胖。一定要记住，相同的食物如果在晚上吃，是绝对会变成赘肉的哦。

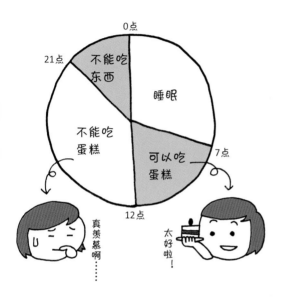

「重新设定」门诊

*035 睡前三小时禁止饮食

回家晚了，于是很晚才吃晚餐，吃完就这么睡了。这样的经验无论是谁都有吧。

你知道"肥胖都是在晚上形成的"吗？这样的饮食生活会渐渐地增加体重。晚上因为肠道的活动变得活跃，正是摄入的营养容易被完全吸收的时间段。而且吃完晚饭马上就睡觉的话，所吸收的营养就完完全全变成了脂肪。要完全消化掉晚饭一般需要花4小时，所以至少要在睡前3小时忍耐着不吃任何食物。如果实在没有办法，不得不延后吃晚饭，晚餐要分两餐来吃，并且最好选择饭团或者面包这类的小吃作为晚餐。

当你嘴馋，想吃些什么的时候，解决方法是刷牙！刷牙会激发一种"牙齿都已经刷得这么干净了，还是不要吃东西再去弄脏它了吧"的想法。而且，使用那些专为小孩子设计的香蕉味或者草莓味的牙膏，口中洋溢的香甜水果味也会刺激产生饱腹感的大脑中枢神经，进一步加强抑制食欲的功效。

抵不住甜食的诱惑时就去刷牙

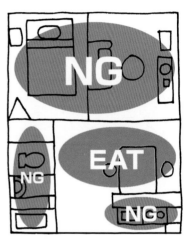

决定固定的用餐地点对于减少卡路里的摄取是很有帮助的。

不在餐厅以外的地方吃东西

在厨房、起居室、床上……有些人在哪儿都能吃东西，可能他们就是所谓的"吃不停族"或者是"边吃边做事族"。明明肚子不饿，就是想吃一些东西的这种习惯，将你直直地推向肥胖行列。为了不让自己也变成那样的人，认真慎重地规定好用餐时间和地点是很重要的。要养成用餐之后就马上离开餐桌，并且马上收拾的习惯。

请养成吃八分饱，"剩下一口"的习惯吧。虽说留剩饭会有巨大罪恶感的人不在少数，但是在这里对于要减肥的人来说，请贯彻"剩下就能变瘦的生活法则"吧。在外用餐的时候，先吃自己喜欢的食物，把不喜欢的食物留下来。在家里的时候，推荐你一开始就把余下的那一口分开装，并且放进冰箱的冷藏柜储存起来。

"剩下一口"的法则

肚子空空的时候严禁去超市

看到电视上介绍了好吃的拉面，就会很想去吃拉面，我们的食欲，根本抵抗不了眼前的食物的诱惑！当你肚子饿的时候，无论看到什么食物都觉得是好吃的。这个时候千万不要去超市购物！食物刺激了食欲，一不留神就买了很多多余的东西。精明购物、只买必须品的关键在于，要在肚子饱饱的时候进行，这时先从蔬菜那块开始购物吧！

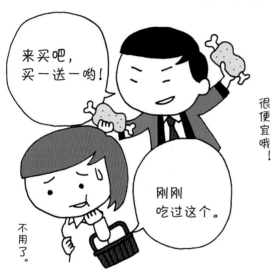

因为贪图便宜就买了2袋的可怕之处

去超市的时候，如果遇到"一袋肉18元，两袋只要30元"之类的促销活动，就会在不知不觉中选择买两袋肉。但是为了防止过多摄入食物，首先就要把"不过多购买"定为铁规则。为了只买这几天的食物，事先可以先做一份购物单，将要购买的东西全部写下来。没有"购物单上没有的东西绝对不买"的铁一般的意志的人，很容易被便宜货或新产品所诱惑，最后还是买了多余的东西。这一点一定要注意！

「重新设定」门诊

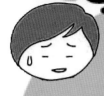

这样做是不行的!

产后体重就减不下来了

生了两个孩子之后，体重不但没有减轻，反而达到了前所未有的最高值。虽然尝试了各种各样的减肥方法，依然不能减轻体重，所以觉得非常烦恼。有效地消除产后肥胖的方法，大概是没有的吧。

直截了当地解读那些经常发生的失败案例!

稍微改变生活习惯就能轻松燃烧脂肪

生孩子会导致平日运动量的减少，而且由于身体容易感到疲惫，所以就会摄入很多食物。而且生完孩子之后，腹部的肌肉就会变得松弛，这个时候肚子周围容易堆积脂肪。用来消除产后肥胖的方法，"重新设定"的减肥方案就能彻底改变那些容易发胖的生活方式，"边做事边减肥"法能够在不知不觉中消耗脂肪。这些减肥方案在照料孩子的过程中也是可行的，如果能够持之以恒就能让体重稳稳当当地减下来。和产后发胖的原理相同，运动量少但是又吃很多的，就是案头工作的人们，因此也要多留心自己的生活习惯，注意不要发胖哦。

医生建议

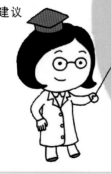

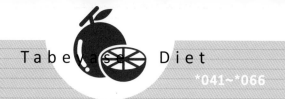

Part 4

「饮食减肥」门诊

边吃边瘦身的理想方案

快来吃点吧!

真……真的可以吗?

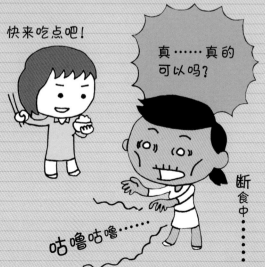

咕噜咕噜……

断食中……

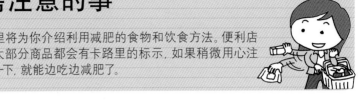

漫画：在便利店购物时需注意的事

这里将为你介绍利用减肥的食物和饮食方法。便利店的大部分商品都会有卡路里的标示，如果稍微用心注意一下，就能边吃边减肥了。

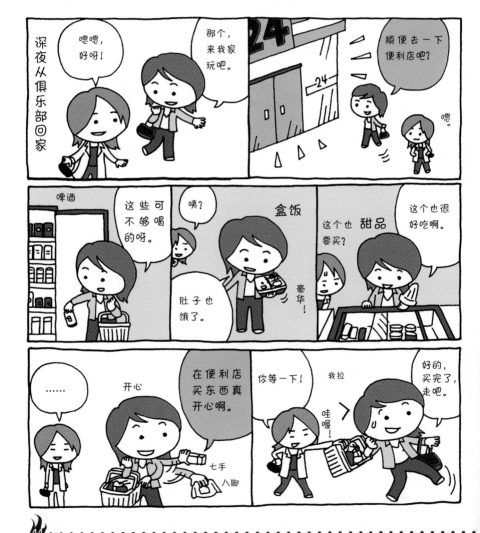

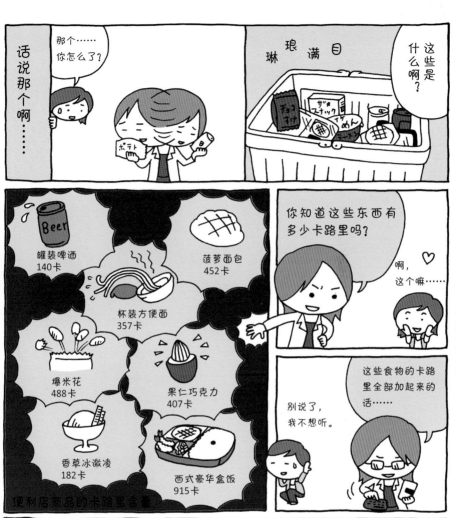

话说那个啊……

那个……
你怎么了？

这些是
什么啊？

琳琅满目

你知道这些东西有
多少卡路里吗？

啊，
这个嘛……

这些食物的卡路
里全部加起来的
话……

别说了，
我不想听。

罐装啤酒
140卡

菠萝面包
452卡

杯装方便面
357卡

爆米花
488卡

果仁巧克力
407卡

香草冰激凌
182卡

西式豪华盒饭
915卡

便利店商品的卡路里含量

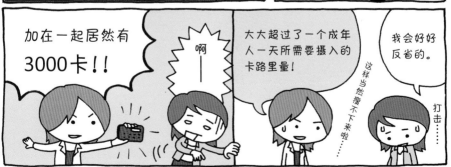

加在一起居然有
3000卡！！

啊
——

大大超过了一个成年
人一天所需要摄入的
卡路里量！

这样当然瘦不下来啦……

我会好好
反省的。

打击……

「饮食减肥」门诊

45

因为"没有时间了"、"刚刚起床所以没胃口"等诸如此类的理由而不吃早饭的人有很多。不吃早饭的话，好像在感觉上所摄入的卡路里减少了，但是事实上起了一个反作用的效果。因为有一顿饭没有吃，所以心理上放松，剩下的两餐就会"毫无顾忌地"摄入"高卡路里的食物"，而且两餐之间的零食量也会增多。而且在用完一餐之后、开始下一餐之前，身体为了积聚能量，脂肪是很容易堆积的。正是因为在减肥，所以更要好好地对待一日三餐哦。

明知道"睡前三小时不能吃东西"，但还是违反了，睡前所摄入的卡里路是完全不能被消耗掉的。因为睡前吃下去的食物原封不动地成了"脂肪的预备军"。也就是说，夜宵是为了变胖才会去吃的。

当你肚子饿得不行无法入睡的时候，那就喝一些粥吧。因为粥的卡里路比较低而且容易消化。一碗米饭的分量煮成粥就会变成两碗，心理上也会得到满足。如果觉得煮粥很麻烦，也可以食用速食粥。但是一定要是简单的白粥！配上一些家里有的梅干和海带也是很健康的饮食方案哦。

按时一日三餐，不要总是让肚子空空的

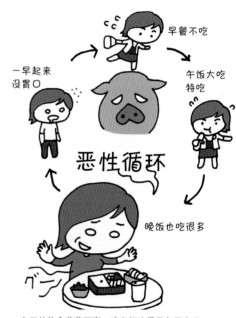

早餐不吃

一早起来没胃口

午饭大吃特吃

恶性循环

晚饭也吃很多

白天的饮食草草了事，晚上却吃得又多又丰盛。
有这样饮食习惯的人被称为"夜宵症候群"。
这样的饮食方式一天所摄入的卡路里更容易使人变胖。

禁止吃夜宵

减少卡路里的摄入 食用无酒精饮料来

*044

酒精是变胖的一大因素。这是因为，酒精本身就含有卡路里，而且由于酒精对胃部的刺激，会激发食欲，所以才有下酒菜这样的说法。下酒菜一般都是一些高卡路里的油炸食品和口味鲜咸的腌制品。吃完这些之后，又会想吃拉面或者泡饭，这些也是变胖的因素之一。如果能够控制酒精的摄入，就能预防卡路里过多摄入了。

如果要喝 就喝这个！

低热量饮品排行榜 前10名

酒精饮料篇

名次	酒精饮料名称	卡路里
1.	梅酒	约40卡
2.	威士忌（一人份1杯）	约70卡
3.	白酒（高脚杯1杯）	约70卡
4.	白兰地（一人份1杯）	约75卡
5.	红酒（高脚杯1杯）	约80卡
6.	鸡尾酒（琴酒和金酒210ML）	约100卡
7.	啤酒（350ML）	约140卡
8.	发泡酒（350ML）	约140卡
9.	日本酒（100ML）	约190卡
10.	烧酒（1小杯）	约360卡

OK！

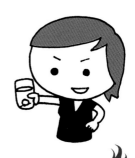

「饮食减肥」门诊

47

*045 "运动之后就可以大吃特吃" 是不对的

是胖还是瘦，取决于摄入的卡路里和消耗的卡路里之间的收支情况。简单地说，就算你拼了命地运动和锻炼，但是如果之后摄入的卡里路比之前消耗掉的卡路里还要多，还是会变胖。

女性的话，30分钟左右的竞走，大约能够消耗100卡左右的卡路里。如果把这些卡路里换算成蛋糕，连蛋糕的三分之一都不到。如果你在锻炼完身体之后就放心地狂吃蛋糕，还是会造成卡路里摄入过多。比起运动过一次之后就疏忽大意地大吃特吃，还不如平时就养成做一些小运动的习惯，让身体一直处于一种消耗能量的状态，比集中运动更有减肥的效果。

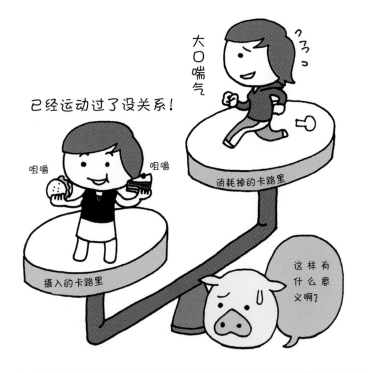

从店里买作为午餐的盒饭，你会选择什么样的呢？一般都是有简单的菜肴和米饭的盒饭吧。装着色香味美的食材，而且营养均衡的盒饭是最佳的选择。菜肴一般也是以日式的为主，卡路里也不会像想象的那样高。食用方法的要点在于，将油炸食物的外层剥下来，那些调味很浓鲜的食物也要尽量避开。

下表是低卡路里食物排行榜。但是只吃没有蔬菜的食物也会引起偏食。在考虑卡路里的同时也要注意均衡营养哦。

要选的话，就选这个！

低卡路里排行榜 前10名

名次	盒饭名称	卡路里	参考 所包含的蔬菜
	盒饭的卡路里含量和蔬菜配菜篇		
1.	金枪鱼海苔卷	约250卡	无
2.	生金枪鱼片盖饭	约620卡	葱 萝卜
3.	青花鱼照烧盒饭	约630卡	胡萝卜 牛蒡
4.	鸡肉鸡蛋盒饭	约640卡	鸡蛋卷 青豆等
5.	牛肉饭	约650卡	鸡蛋卷
6.	配菜盒饭	约740卡	胡萝卜 番薯 牛蒡 莲藕 香菇等
7.	鳗鱼饭	约740卡	无
8.	中华盒饭	约780卡	胡萝卜 白菜 豌豆 木耳 葱等
9.	炸虾大碗盖饭	约900卡	无
10.	日式炸猪排盖饭	约970卡	洋葱 青豆

内幕，
果然如此。

果然还是要看配菜！

为了让摄入的卡路里降低，在卡路里含量高的盒饭里，要注意米饭留一半，油炸食物的外层留下不要吃哦。

去了解蔬菜的美味吧

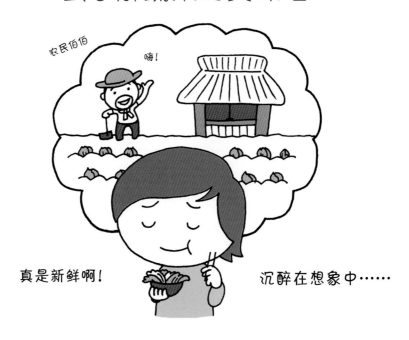

农民伯伯

嗨！

真是新鲜啊！

沉醉在想象中……

　　在瘦身减肥的时候充分摄入蔬菜是很有好处的，不但能够让肚子有一种饱腹感，而且所摄入蔬菜的食物纤维能促进脂肪分解成为排泄物，也能减缓身体对脂肪的吸收作用。

　　但是真正喜欢吃蔬菜的人，应该很少吧。为了美体、美容而强迫自己吃蔬菜，无意间就加重了压力，在调味的时候也会加重口味，使得蔬菜本身的美味也消失不见了。

　　在这里要对不喜欢吃蔬菜的人说，试着慢慢地咀嚼，来品尝当季的蔬菜吧。这样的话，就能感受到蔬菜的丰富的口感，和属于这个季节特有的香气。如果这样能够喜欢上吃蔬菜，自己也可以逐渐增加蔬菜的品种和食用量。

西点和日式点心都是甜食，含糖量并没有很大差别，他们之间的区别就在于脂肪的含量。如果身体摄入的脂肪过量，体内脂肪含量就会产生变化。如果将糖分和脂肪同时摄入，就会促进体内脂肪的生成。也就是说，含大量的砂糖、牛奶、白脱等乳糖，且脂肪含量很高的西式点心，简直就是减肥的天敌。如果无论如何也想吃甜点，比起西式点心，还是选择日式点心吧。

比起西点，还是选择日式点心吧

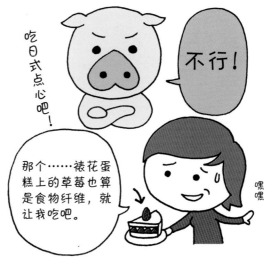

吃日式点心吧！

不行！

那个……裱花蛋糕上的草莓也算是食物纤维，就让我吃吧。

嘿嘿

食物纤维也能产生饱腹感

食物纤维的益处有很多。例如，富含食物纤维的食物都需要充分地咀嚼，如果不仔细咀嚼是无法下咽的，这样一来就能防止吃饭过快。另外食物纤维能够充分吸收胃部的水分并且膨胀起来，这样够能很容易地使人产生饱腹感，也能够在胃部存留延长这种饱腹感。而且食物纤维本身是不包含任何卡路里的，还有缓解便秘的功效。最近，人造纤维的饮料以及那些添加了人工性食物纤维的食物越来越多，为了达到"充分咀嚼"的功效，在选择食物的时候也请用心注意吧。

面包是蛋糕的 "同党" *050

你是以米饭为主食的那类人呢，还是以面包为主食的那类人？如果是以面包为主食的话，要注意了哦。把白面包做成土司面包，涂上白脱、果酱或者花生酱的话，这样就和蛋糕的卡路里含量基本相同了。富含丰富白脱的羊角面包和果酱面包的卡路里含量也和蛋糕相差无几。因为面包的制作和蛋糕一样，都用到了砂糖和面粉，所以食用的时候还要留心注意哦。

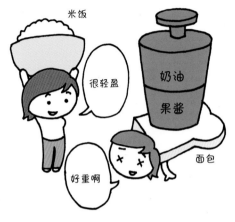

同样是200卡

比起里脊肉，还是食用瘦肉吧 *051

食用肉根据部位的不同，所含的卡路里量也不同。而决定其卡路里含量的正是肉本身所含的脂肪含量。含瘦肉较多的里脊肉卡路里相对较低，同样鸡肉里面鸡胸脯的肉也要比鸡翅膀的卡路里含量更低。如果卡路里的含量相同，就选择能够吃到更多肉的那些部位吧。

比起红肉鱼，还是食用白肉鱼吧 *052

很多人认为鱼所含的卡路里比较低，这是错误的想法。鳗鱼、青花鱼、鰤鱼（青甘鱼）就被叫做"载着脂肪的鱼"。如果用肉来打个比方的话，类似于猪里脊肉这样的等级。而对以"轻松减肥"为目标的你来说，应该选择类似于鸡胸脯肉那样低卡路里的食物。在鱼类里面，比较推荐金枪鱼、比目鱼、鲽鱼这类白肉鱼。乌贼鱼和章鱼、虾类和蟹类、蛤蜊和蚬贝类，这些食物所含的卡路里，比鱼类更低，所以请放心大胆地食用吧。

*053 比起动物性奶油，还是食用植物性的色拉油吧

以动物脂肪为原料的奶油和以植物性脂肪为原料的色拉油，如果同样取一大勺来比较卡路里含量的话，虽然相比之下色拉油所含的卡路里较高，但是过度摄入动物性脂肪，会增加血液中胆固醇的含量。在这一点上，富含α－甘油三亚油酸酯的芝麻油、胡麻油，以及富含亚油酸的红花油和人造黄油能够起到降低血液内胆固醇含量的功效。为了防止肥胖，还是选择以植物性脂肪为原料的油类吧。

*054 比起西餐，还是食用日式料理吧

比起油用得很多的西式料理，日式料理的卡路里含量要低得多。这已经是常识。如果想要彻底杜绝脂肪的摄入，那就要相对减少整体食物的摄入量，同时要使用各种各样的食材来烹饪以保证营养平衡。例如海藻类、菌菇类、魔芋类食物是零卡路里的食材，如果能够积极地多采用这类食材，又能够饱腹又是低卡路里的料理就完全可以实现啦！

「饮食减肥」门诊

一样要吃，就吃低卡路里的

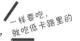

低卡路里对决

如果是做日式料理的话，这样做就能降低卡路里(一人份)

败者组 卡路里较高的菜单			胜者组 卡路里较低的菜单	
杂烩饭	约650卡	VS	鱼肉菜饭	约220卡
炒菜	约130卡	VS	芝麻凉拌空心菜	约54卡
西式汉堡包	约520卡	VS	和风汉堡包	约410卡
猪肉沙司大杂烩	约620卡	VS	日式菌菇大杂烩	约510卡
炖鸡	约420卡	VS	猪肉酱汤	约170卡
绿色蔬菜凉拌	约90卡	VS	浸渍油菜	约25卡

卡路里到底是什么？

所谓的"卡路里"其实就是热量。热量是体内的脂肪和糖分等燃烧时产生的，这种热量被用来维持我们日常的活动，以及正常的体温。也就是说，只要尽可能多地燃烧卡路里就能消耗掉多余的脂肪，身材就会瘦下来。

食物是多种多样的，产生的热量即卡路里也不同。如果食用的食物所含卡路里很高，那些没有被使用完的热量，就会以脂肪的形态囤积起来。如果持续这样的话，身材就一直胖下去。无论富含了多么丰富的营养，高卡路里的食物总归会增加肥胖的风险，因此对食物的卡路里含量多加注意是很重要的。一般来说，使用了油的甜食的卡路里都比较高，像既含油分又使用了砂糖的西式蛋糕，简直可以说是减肥最大的敌人啊。

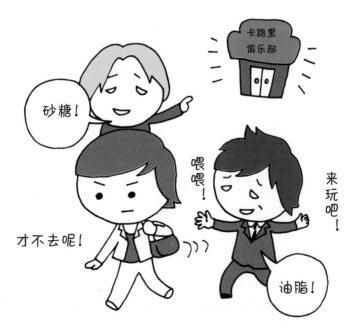

漫画：调味料竟然如此恐怖

在几种调味料中，无法忽视其卡路里含量的是蛋黄酱和色拉酱等，它们是油脂的伙伴。如果毫无防备地大量食用的话……

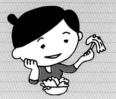

还是凉拌蔬菜最安全了。

因为蔬菜的卡路里含量很低，维他命和矿物质又很丰富！

生蔬菜　　温菜

全都拌在一起！

就这样每天都吃着凉拌蔬菜

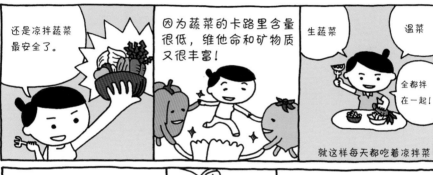

如今没有了凉拌蔬菜就已经没办法活下去的我，已经是好莱坞级别的素食主义者了……

我挤

但是……

大汗淋漓

但是她却完全不知道，添加到凉拌蔬菜里的色拉酱和蛋黄酱所含的卡路里是很高的。

好好吃哦！

一大坨

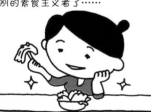
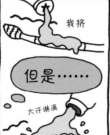
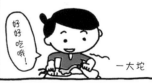

健康

你也许在不知不觉中就摄入了很多卡路里……

喔呵呵呵

一大勺调味料的卡路里含量	
植物油	约120卡
蛋黄酱	约100卡
人造黄油	约99卡
白脱	约97卡
法式色拉调味汁	约60卡
调料酒	约43卡
砂糖	约35卡
味增	约35卡
沙司（中等浓度）	约19卡

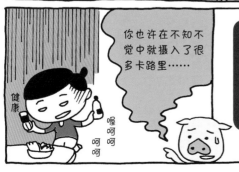

「饮食减肥」门诊

凉拌青菜富含维生素和矿物质

维生素和矿物质是身体运动不可或缺的营养素。如果摄入不足不仅会影响身体健康，而且会影响新陈代谢以及脂肪的燃烧，减肥的功效也会随之降低。由于这两种营养素都无法在体内自行生成，因此从每天摄入的食物中充分补充这两种营养素是很重要的。减肥期间，就食用被誉为维生素和矿物质宝库的凉拌蔬菜吧。比起生的，凉拌后的蔬菜体积也会减少，这样就能吃得更多了吧。

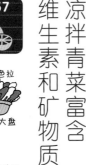

生菜色拉

酱拌蔬菜

一点点　　　一大盘

在相同的热量条件下

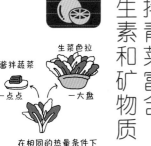

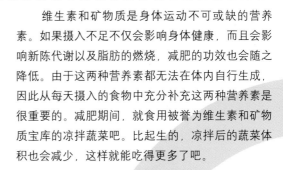

料理口味要清淡

如果想要变瘦的话，料理食物口味清淡是铁一般的原则。这是为什么呢？因为如果菜肴的口味很浓重，就会造成吃很多的饭。卡路里含量相对较低的日式料理，虽然在减肥期间是比较推荐的，但是在烹饪的时候容易过多地使用糖分和盐分，这也是料理的一个难点。这个时候，就在汤汁的调味上，以及香料和调味料上好好下功夫吧。

豆奶拉面的制作方法

需要准备的东西
- 速食拉面
- 豆奶/200毫升
- 水/适量（一般为200毫升，水和豆奶的量基本相同）
- 调味料（芝麻油、花椒、大蒜、盐、生姜适量，根据自己的喜好来定）
- 深色蔬菜（萝卜、菠菜等）
- 浅色蔬菜（包心菜、葱、豆芽等）

制作方法
基本的方法，和一般制作速食拉面的方法差不多，不同的地方在于：

1.原本只是用水来制作汤水，现在是用豆奶和水来制作，根据自己的口味加入调味料（或者是调味的汤料）来制作合自己口味的汤底。

2.将深色蔬菜和浅色蔬菜组合在一起，点缀在面上。

关键是要控制盐分。如果盐放得太多，就会使自己吃更多的米饭和甜食，所以一定要注意不要放太多的盐。

嗯？是豚骨拉面的味道！

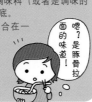

豆奶对减肥很有用

这些年来，很受大家欢迎的豆奶，富含了很多有助于减肥的成分。大豆蛋白对于降低血液中的胆固醇含量有积极作用，这样脂肪也不容易堆积。大豆低聚糖，能够激活肠道内乳酸菌及双歧杆菌的活性，对便秘有很大的改善。而且大豆皂角苷能够防止体内脂肪酸化，使肠道能够正常运作，并改善肥胖的症状。所以千万不要让这一减肥利器溜走了！

在便利店就能轻松搞定"我的便当"

*060

从盒饭到家常菜，什么都能够买到的便利店，如果能够好好利用的话，将会成为减肥的好拍档。说到选择方法，秘诀在于选择丰富的单品。因为便利商店的家常菜也都是一人份的量，如果能够根据各种菜色的卡路里来合理搭配的话，就能够制作出一款适合自己的低卡路里套餐。主食和汤汁，蛋白质丰富的主菜和蔬菜是最基本的组合。

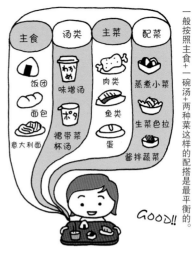

主食	汤类	主菜	配菜
饭团	味增汤	肉类	蒸煮小菜
面包	裙带菜杯汤	鱼类	生菜色拉
意大利面		蛋	酱拌蔬菜

便利店的单品的菜单主要分为主食、汤类、菜肴（主菜和配菜），一般按照主食＋一碗汤＋两盘菜这样的配搭是最平衡的。

GOOD!!

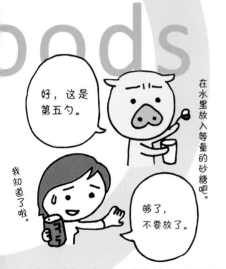

好，这是第五勺。

我知道了啦。

够了，不要放了。

在水里放入等量的砂糖吧。

你喝过跑了气的碳酸饮料吗？这种跑了气的碳酸饮料就只剩下甜味，根本就是糖水嘛。其实事实也就是这样的。碳酸饮料的主要成分就是砂糖和水。350毫升的可乐大约有160卡，有果粒的碳酸饮料大约是180卡。由于一大勺砂糖的卡路里大约是35卡，一瓶罐装碳酸饮料大约等同于放了4.5~5大勺的量，如果一定要喝清凉饮料的话，就喝茶或者无糖的饮料吧！

不可思议的饮料

*061

人体60％是水分组成的。成人一天所需要的水分一般来约1.5升的饮料，以及从食物等获取的约1升的水。但是在减肥期间，和食物一起摄入的水分就变少了，容易引起便秘。所以平时就必须注意增加水分的补给。由于在吃饭前喝水，水分会在肚子里逗留，能抑制食欲，所以推荐在吃饭前补充水分。

*062

碳酸饮料其实就是糖水？

*063 快餐店里的那些套餐真的很可怕

一般来说那些高卡路里的快餐，在减肥期间是要敬而远之的。但是和在便利店一样，如果能够在点单的时候，下一些功夫合理搭配的话——比如汉堡包＋蔬菜色拉＋无糖饮料的组合——不但能够降低卡路里，还能充分地保持营养平衡。去快餐店常常会选择那些经济些的固定套餐，在减肥期间就忍耐一下吧。

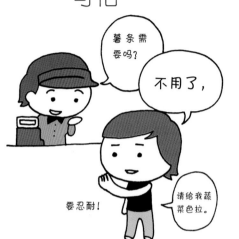

薯条需要吗？

不用了，

请给我蔬菜色拉。

要忍耐！

NG

蛋黄酱和色拉使吃素完全没有意义 *064

生吃的蔬菜也好，烹饪的蔬菜也好，制作蔬菜色拉的时候一定要注意调味料的使用。好不容易想去降低卡路里才做的蔬菜色拉，放了太多的蛋黄酱或者调味汁，也就起不到降低卡路里的作用了。这是因为作为调味料的调味汁中含有高卡路里。单单是一大勺法式色拉调味汁就有高达60的卡路里。

在这个时候就要使用纯天然的调味汁。如果要用市面上能够买到的调味汁的话，就使用那些无油配方的或者低卡路里配方的吧。

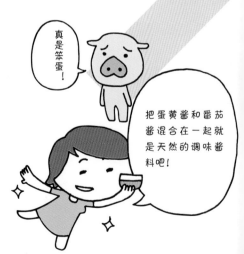

真是笨蛋！

把蛋黄酱和番茄酱混合在一起就是天然的调味酱料吧！

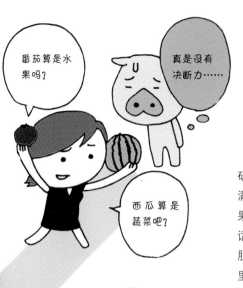

用水果代替蔬菜是很危险的

和蔬菜一样，水果也是维他命和矿物质的宝库。口感甘甜，吃了也很有满足感。但是水果和蔬菜不同的是，水果富含了丰富的果糖。如果吃得太多的话，就会转化成中性脂肪，最终会变成胆固醇并且残留积聚在体内。而且水果里不含有可以转化为维生素A的视黄醇，这会加快肥胖的速度，也是一个很大的问题。用水果代替蔬菜来吃的这种做法还是尽早放弃吧。

『饮食减肥』门诊

酒精+小吃的可怕之处

啤酒和碳酸蒸馏酒配上油炸食物，洋酒配上起司或者意大利腊香肠或肠粉，日本酒的话就是配上马铃薯肉块和大片的生鱼片。正如大家都知道的，饮用含酒精的饮料就会增加食欲，吃下酒菜就会促使自己喝更多的酒。如果喝醉了的话，就更不会注意自己吃了多少食物，这是一件很麻烦的事情。而且一般下酒菜都是一些高卡路里的食物，喝得越多，卡路里的摄入量就越容易过度。

如果想要享受酒精的乐趣，就先吃少量的食物再喝酒，这也是一个关键要点。

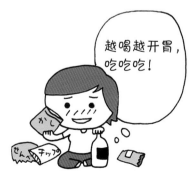

醉拳？

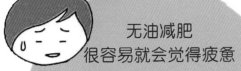

这样做是不行的!

无油减肥
很容易就会觉得疲惫

之前尝试了无油减肥。首先理所当然地杜绝了油炸食品，烹饪食物的时候也一律不使用油，只有在吃拉面的时候，为了全部吃完才使用一点油。但是这样做下来，体重还没有减轻，人开始觉得容易疲惫，皮肤也变得干巴巴的，所以就放弃了。

直截了当地解读那些经常发生的失败案例！

巧妙用油 降低卡路里

无油减肥的缺点在于不能够持之以恒。由于使用油的食品和菜肴很多，要完全杜绝油的摄入实在是一件很困难的事情。而且食用那些不使用油的食物，吃了也没有满足感，肠胃还不舒服，导致肚子更饿。不是完全地去排除油的摄入，而是去考虑如何巧妙地使用油才是上上之策。比如，把肉类的肥肉、白脱、猪油这类以动物脂肪为原料的油，改为使用以植物脂肪为原料的油；油炸食品的皮去掉；摄入富含植物纤维的蔬菜，这样可以防止油在体内被吸收，还能促进排泄。像这样稍微花上一些心思，就能大大地降低卡路里了。

医生建议

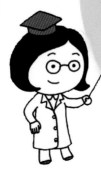

Iyashi Diet

*067~*079

Part 5

「治愈疗法」门诊

身心愉悦的减肥方案

我说那个谁，
这里可是公司啊！

身心放松

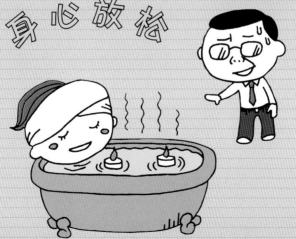

漫画：泡澡减肥法 减肥又放松

Part 5 里会介绍很多既治愈心灵又能够减肥的方法。能够缓解疲劳、改善身体发冷的泡澡，对放松身心效果最好了。而且还能够加速身体的代谢，将身体打造成容易变瘦的体质。

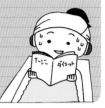

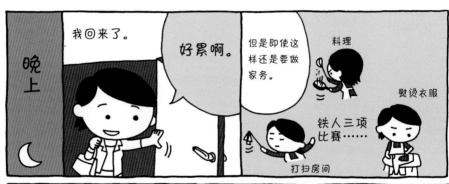

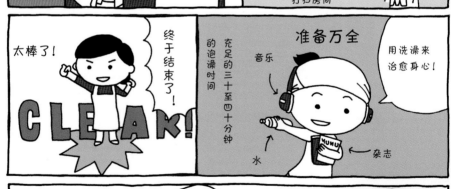

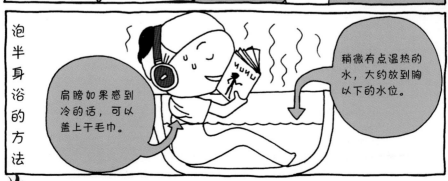

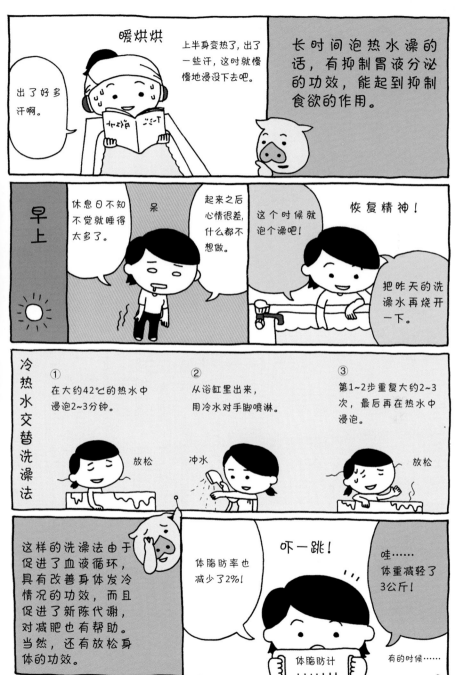

暖烘烘

出了好多汗啊。

上半身变热了，出了一些汗，这时就慢慢地浸没下去吧。

长时间泡热水澡的话，有抑制胃液分泌的功效，能起到抑制食欲的作用。

早上

休息日不知不觉就睡得太多了。

呆

起来之后心情很差，什么都不想做。

这个时候就泡个澡吧！

恢复精神！

把昨天的洗澡水再烧开一下。

冷热水交替洗澡法

① 在大约42℃的热水中浸泡2~3分钟。

放松

② 从浴缸里出来，用冷水对手脚喷淋。

冲水

③ 第1~2步重复大约2~3次，最后再在热水中浸泡。

放松

这样的洗澡法由于促进了血液循环，具有改善身体发冷情况的功效，而且促进了新陈代谢，对减肥也有帮助。当然，还有放松身体的功效。

体脂肪率也减少了2%！

吓一跳！

哇……体重减轻了3公斤！

体脂肪计

有的时候……

●沐浴减肥法

洗澡前先喝一杯水

人的体内60％是水分，如果能养成时常补充水分的习惯，就能使得血液流通更加畅通，能够提高身体各个部分的细胞运送氧气和营养的速度，加快新陈代谢的速度，增强减肥的效果。而且入浴后出汗会导致大量水分流失，所以一定要养成入浴前喝一杯水的习惯。这样一来，不但能够增加入浴时的温热效果，还能够提高新陈代谢的速率。

洗澡的时候同时进行按摩

在入浴时温热效果加速新陈代谢的同时，再试试加上按摩吧。只是稍微改变一下洗身体的方式，就能起到全身按摩的功效，而且效果倍增。按摩能促进血液和淋巴系统的流动，不但能够消除疲劳，还能够去浮肿。而且按摩也能带给内脏正面的刺激，对身体健康有促进作用。它能减缓内脏的脂肪囤积，并且有助于解决便秘问题。

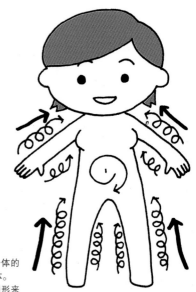

从离开心脏比较远的手脚开始，向着身体的中心部分，划小圈缓慢按摩着来擦洗身体。肚子的部分，以肚脐为中心打大大的圈形来按摩着擦洗。

淋浴可以促进血液以及淋巴的循环

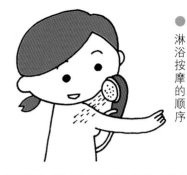

淋浴蓬头可以将淋浴的水压活用在健康养生上。基本操作就是将淋浴集中在身体的穴位上，用来缓解身体的酸痛以及疲劳。这不但有舒爽身心的作用，还能促进血液和淋巴系统的循环，促进新陈代谢，有助于加强减肥的功效。

首先，用比较热的泡澡的水浸泡身体，将身体放松。然后将洗澡水的温度设定在大约40℃左右，并加大淋浴喷头的水压，冲淋在感到疲惫或者自己比较在意的部位。在这身心舒爽的淋浴按摩之后，再次在放松身体的热水中悠闲地泡澡，淋浴按摩就结束啦。

淋浴按摩的顺序

趁着刚刚泡完热水澡之后身体还比较温暖的时候，在肩膀、头部、腰部以及感到酸痛的部位慢慢地用淋浴蓬头大约喷淋5分钟左右。

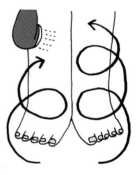

「治愈疗法」门诊

然后，从脚趾开始，缓慢地呈打圈状向上用淋浴蓬头喷淋。最后再次在热水中浸泡身体。

洗澡时的伸展运动

下半身浸没到洗澡水中，扭扭腰，伸伸腿，伸腿的时候脚尖尽量往前伸，尝试拉伸双腿内侧的肌肉吧。关键是不要勉强自己，只要按照舒适的做法来做就可以了。

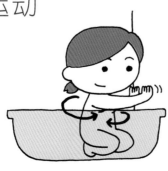

盆浴和洗淋浴的共同点就是能够疏通经络，促进血液的流通。只有血液循环流畅了，才能供给肌肉更多的氧分，促进新陈代谢。实际泡盆浴的话，因为在装满洗澡水的浴缸里是有浮力的，身体运动起来也变得更加方便，疏通经络也变得更轻松。就连那些身体很僵硬的人，也一定可以得到缓解。

*072 洗澡后的伸展运动

　　身体上有些肌肉是我们经常使用的，有些平时则用不到。那些常被使用的肌肉，经常处于紧张状态，血液流通不畅，时常会阻塞，不太被使用的肌肉由于新陈代谢下降，脂肪也难以被消耗掉。最恰到好处地解决办法就是疏通经络。在入浴之后，身体暖和起来，关节和肌肉都柔和地舒展开来，这时做一些伸展运动，就能顺利缓解肌肉的紧张状态，促进血液的流通，达到高效燃烧脂肪的效果。

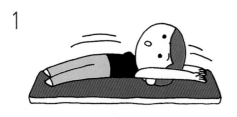

1

仰面朝天躺平，双手和双脚都用力伸直。在吐气的同时全身伸直，直到伸展到觉得舒适的地方，再放松下来。

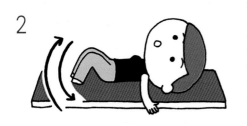

2

仰面朝天躺平，双手横向用力伸直。双脚膝盖弯曲竖立，在吐气的同时，慢慢地向双脚的一侧放平。然后向反方向也做同样的动作，一边吐气一边将双脚向一侧放平。

●精油减肥法

*073

局部泡澡时加入精油可促进代谢

　　身体发冷会使得血液流通不畅，新陈代谢下降，也是身体容易积聚脂肪的原因之一。在这里推荐给你用来消除这种身体发冷状况的方法是，用精油来做部分身体洗浴。人的身体尤其容易觉得发冷的部分就是手、脚、关节等部位，能够轻松地使得这些部位变得暖和起来是这种方法的优点所在。

　　首先，准备一个大一些的洗脸盆，在里面加入少许的热水。然后在热水中加入2~3滴自己喜欢的精油，在那些容易发冷的部位浸泡10~15分钟。在芳香的气味包围之下，放松、减肥一箭双雕！

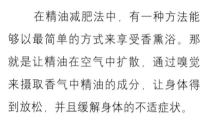

● 精油来做部分身体洗浴的方法

在洗脸盆中注入热水，热水的量，如果是浸泡手的
话最好浸没到手腕以上，如果是浸泡手肘的话最好
是在手臂上半部分中间左右的位置。精油之中，有
促进体内残留的垃圾排除体外的杜松子精油，也有
促进血液和淋巴系统循环的薰衣草精油等。这些都
能放松身心，十分推荐哦！

香熏浴可促进身体脂肪的燃烧

*074

在精油减肥法中，有一种方法能
够以最简单的方式来享受香熏浴。那
就是让精油在空气中扩散，通过嗅觉
来摄取香气中精油的成分，让身体得
到放松，并且缓解身体的不适症状。

治愈系减肥法里特别要推荐的是
一种有助于体内脂肪燃烧的精油——
葡萄柚精油。具有柑橘系香气的葡萄
柚精油一直都十分有人气，不但能够
促进体内脂肪的燃烧，还对利尿有很
显著的作用。当吃得有些过饱的时
候，或者是身体浮肿的时候，不如就
来见证一下葡萄柚香熏减肥法对于减
肥的奇妙功效吧。

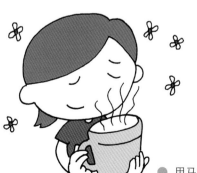

● 用马克杯也能做到的简单的香熏浴

就算是没有专用的器具，只要利用那些稍微有些深度的容
器就能简单地享受到香熏浴。比如在陶制的马克杯中倒入
热水，然后在里面滴入1-2滴的精油。在飘散的烟雾中把
鼻子靠近马克杯深呼吸就OK了。

精油按摩可消除浮肿

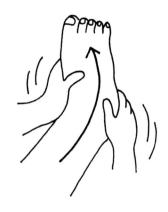

双手握住脚趾，为了促进淋巴循环，从脚踝开始向脚趾方向摩擦。

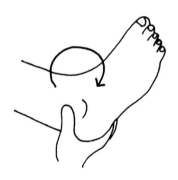

用大拇指摩擦脚踝的周围。在脚腕的周围打圈状地按摩。

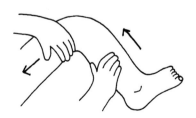

脚踝、小腿、小腿肚、膝盖、大腿内侧直至根部，用手掌摩擦，两手交替着按摩。

由于脚部是离心脏最远的部位，血液和淋巴的流通不畅，容易阻塞。如果放任这样的状态不管的话，就容易变得浮肿。如果要改变这种状况，健康按摩是最好的方法。尤其是使用了精油的香熏按摩，在消解浮肿和酸痛的同时，还能够在香熏的香味中得到身心的放松，可谓好处多多。

首先，在双手涂抹上精油，然后从脚趾开始朝心脏的方向摩擦。在自己感觉积聚很多排泄废物的地方，重点按摩。按摩起来觉得疼痛的地方就轻柔地按摩，根据自身的情况来控制手上的轻重是关键。精油的话，推荐使用不但有利尿的作用，还能缓解肌肉浮肿状况的柏树精油。

●室内装饰减肥法

*076 把食物都藏起来

明明肚子不饿，但是眼前有食物还是会伸出手来……看到食物的时候就会吃，以积蓄体内脂肪，这个就是作为生存下去的能量储存的人体本能举动。为了控制这种举动，最好的办法就是把食物放在视线之外的地方。类似装饰橱柜之类能看到里面所放置的东西的家具里面，不要放置食物。要把食物隐藏起来。

*077 推荐蓝色为主色调的房间

色彩有影响人情感的作用，如果能将这种色彩对人类情感的影响运用在房间内部装饰上，也可以对减肥起到积极作用。在这里推荐的是蓝色系。这种冷色系的色彩能够使情绪安定，并且有降低食欲的功效。起到相反效果的就是红色和橙色、黄色等暖色系的色彩，这些色彩有促进食欲的效果，所以一定要留心哦。

「治愈疗法」门诊

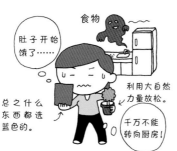

食物

肚子开始饿了……

利用大自然力量放松。

千万不能转向厨房！

总之什么东西都选蓝色的。

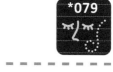

*079 多布置一些大海的照片

当你有压力的时候，能量（也就是脂肪）就容易堆积起来。为了不让这样的事情发生，善于放松自己是很重要的。最好的方法就是将自己置身于大自然中，让五感充分得到享受。这样的话，在房间里布置清爽的大海的照片或者是郁郁葱葱的风景照是最好的。通过照片来想象自己置身于大海边，身心就会得到解放。

在减肥过程中，不要积压太多的压力是成功的秘诀。为了做到这一点，就要为自己准备一些生活中开心的事情，有趣的事情，成功的事情，在减肥的生活中记得去做这些事情。比如去看电影或演唱会，又或者和朋友们一起去远足等。心中洋溢着满足感的话，减肥就能坚持下去。

回想减肥过程中那些愉快的事情

*078

这样做是不行的!

虽然去蒸了桑拿
但是却没有变瘦

听说朋友去蒸了桑拿之后就变瘦了，
于是我也开始蒸桑拿。但是，我选择的不
是高温桑拿，而是香气宜人的雾气桑拿。因
为不像高温桑拿那么热，能够长时间随意地待
着，也出了很多的汗，觉得很舒服。但是
却完全没有变瘦啊……

直载了当地解读那些经常发生的失败案例！

瘦身不是只要流汗
就可以了，利用运动来促进
脂燃烧才能真正达到目的

蒸桑拿也好，泡澡也好，减轻的重量只是出的那
些汗而已，因为体内的脂肪并没有被燃烧掉，所以不
会变瘦。只要一喝水，体重就会恢复原状。而且水分急
剧地从体内流失，一时间血液会变得黏稠起来，如果不
及时补充水分，就会引起身体的不适。顺便说一下，雾
气桑拿所流失的汗，和做慢跑所流失的汗几乎是相同
的。流失等量的汗液，慢跑、快步行走、步行去
购物等行为，都能够充分地锻炼肌肉并且消
耗脂肪，这点请牢记在心上。

医生建议

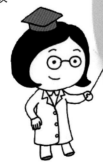

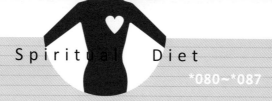

Spiritual Diet

*080~*087

Part 6

「心灵疗法」门诊

不用努力的轻松减肥方案

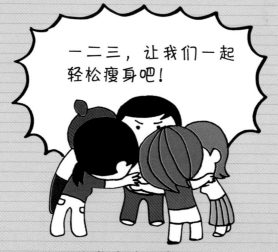

一二三，让我们一起轻松瘦身吧！

不能半途而废……

漫画：用爱来治愈暴饮暴食

这里是集合了各种零压力减肥法的Part 6!
打碎因为压力而变胖的悲剧，让心灵真正得到治愈，
包含了爱的满足感才是最好的特效药。

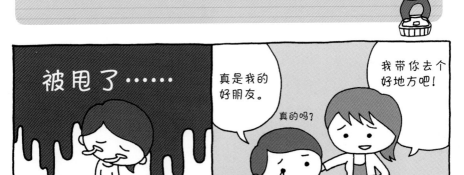

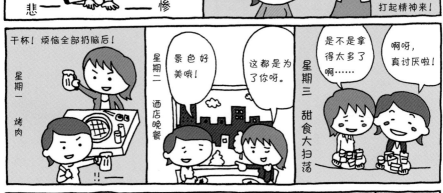

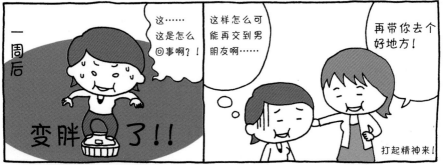

漫画：和优秀的男士一起用餐

你有过这样的经验吗? 由于一位很优秀的男性坐在面前,
所以食物没有吃完而剩下来了。
这是人类本能的关系。
优秀的男士是抑制食欲的特效药。

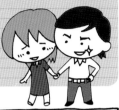

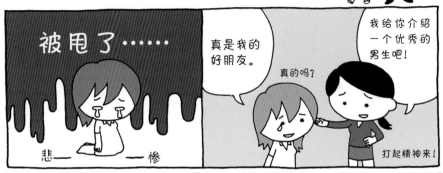

被甩了……

悲——惨

真是我的好朋友。

真的吗?

我给你介绍一个优秀的男生吧!

打起精神来!

「心灵疗法」门诊

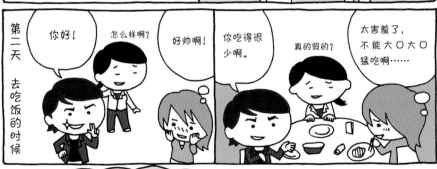

第二天 去吃饭的时候

你好!

怎么样啊?

好帅啊!

你吃得很少啊。

真的假的?

太害羞了, 不能大〇大〇猛吃啊……

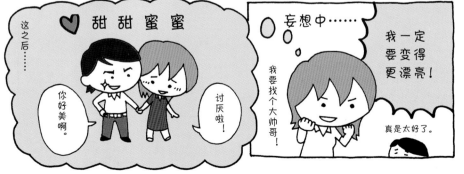

这之后……

♥甜甜蜜蜜

你好美啊。

讨厌啦!

妄想中……

我要找个大帅哥!

我一定要变得更漂亮!

真是太好了。

成功减肥的秘诀是轻松的心情

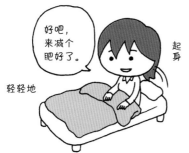

好吧，来减个肥好了。

轻轻地

起身

一般来说减肥都会定下类似"体重想要减轻××斤"、"体脂肪率想要减少××%"这样的目标，这几乎是一个定论了。这样的话就容易保持"向着目标进发"的动力。但是与此相对，减肥中途受到挫折，半途而废的事例也不在少数。越是付出了努力的人，在受到挫折的时候产生的消极情绪就越是严重，身材也会一下子反弹。如果想长期坚持减肥的话，轻松的心态和属于自己的步调是成功的关键所在。

把减肥这件事情对任何人都宣告一下，确实有坚定意志的效果。但是正因为和别人宣告过了，所以减肥就成了非要去完成不可、很有负担的事情。如果在减肥开始之前就好好考虑一下让减肥成功的方法，就要想一些自己能够做到的既轻松又能减肥的事情。首先，就是要"对任何人都保密"。从能做的小事开始，将自己打造成容易变瘦的体质，也容易取得减肥实效。

成功减肥的要点是对任何人都保密

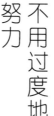

从做力所能及的事情开始。

不吃东西

肌肉锻炼

不不不不勉强自己！

努力加油本来是一件很好的事情，但是弊端在于无法长久坚持。那些做事认真的人一开始严格地定下了减肥计划，但是中途因为无法按照计划坚持下去，很容易就会受到打击。而且开始很努力的话，到了后来就会自言自语着"这样其实已经不错了啊，我又不是要当模特"，然后就没有了动力。做一些自己力所能及的事情，反而能保有长久减肥的意志力。

努力不用过度地

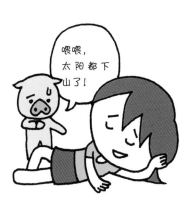

正如之前提到的，如果压力过多，身体就会把能量（也就是脂肪）囤积在体内。压力的坏处还不仅仅是这些，为了缓解压力就会变得想吃食物，容易进入一种"压力暴食"的状态。为了防止这些负面影响，记得偶尔让自己放松一下。放松过后身心都得到了充实的话，心情也能更加积极向上，从而转化到实际行动，所消耗的卡路里也会提升。

任何时候都要放轻松

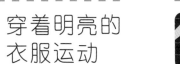

放 轻 松 ♥

穿着明亮的衣服运动

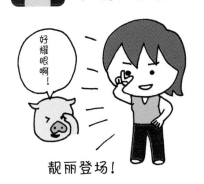

靓丽登场！

正如之前提到的，蓝色系的内部装修会抑制食欲，但在这里反其道而行之，穿上色彩明亮鲜艳的服饰吧。色彩明亮的衣服会让心情也变得明朗轻松起来，从而转化为一些实际行动。选择牛仔裤和宽松的女士裤子，还有即便是走很长的路也不会觉得累的鞋子，这样在日常生活的活动之中也会自然而然多消耗一些能量了。

每天都宠爱自己一下

「心灵疗法」门诊

很多人一旦开始减肥，就会全身心地投入到减肥大业之中，而无法顾及其他事情。如果过分地执着于减肥，长时间下去就会产生反效果。甚至自己没有意识到，在减肥的过程中这样那样的小压力都会积聚起来。为了愉快地度过每一天，让我们施一些小魔法吧。可以每天都佩戴上一件喜欢的小饰品。虽然只是一些微不足道的事情，却能够提高心理的满足感哦。

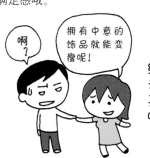

这样做就是不行的！

一天就吃一顿饭，最后居然长了白头发

大约是五年前的事情了吧，当时暗恋的男生喜欢身材纤细的女孩子，所以我也想变瘦一点，就开始了一天只吃一顿饭的减肥计划。虽然很快就变瘦了，但是头发的颜色变浅了，而且刘海的部分还长出了白发。恢复了原先的饮食，反弹了瘦掉的一半，可头发的颜色却恢复不过来……

直载了当地解读那些经常发生的失败案例！

比起减少吃饭的次数，应该去减少每次吃饭的量，持久战才是正确的

极端的减肥方法虽然会让体重降下来，但是由于身体缺乏必要的营养元素，就会出现类似皮肤粗糙、头发干枯、指甲易断的情况，情绪也会变得焦躁不安。而且，如果是节食减肥的话，先减掉的是身体的肌肉，然后才是脂肪。这样一来，身体就会进入一种很难瘦下来的状态。为了在减肥的同时保持健康美丽的形象，不要去减少吃饭的次数，而是去减少每次进食的量，如果能够配合上运动就更好了。而且不要急于在短时间内达成减肥的目标，要抱有一种持久减肥的准备，在不知不觉中瘦下来，最后才能既保持美丽又达到减肥的目的。

医生建议

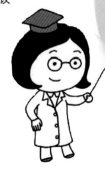

Part 7

「借助外力」门诊

适合希望坐享其成的人！

这里说的"外力"可不是这个意思！

你要代替我瘦下来吗？

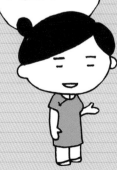

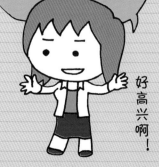

好高兴啊！

漫画：在美容院享受超快乐的减肥（紧肤疗程与超声波）

*088

*089

想既舒适又轻松地减肥，借助专家的力量是最好的办法。最适合有很难改善的橘皮组织问题的人。

减肥减肥减肥减肥
减肥减肥减肥减肥
减肥减肥减肥减肥
减肥减肥减肥减肥
减肥减肥减肥减肥
减肥减肥减肥减肥
减肥减肥减肥
每天每天……

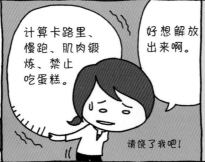
计算卡路里、慢跑、肌肉锻炼、禁止吃蛋糕。

好想解放出来啊。

请饶了我吧！

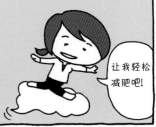
想既舒适又轻松地减肥的话，果然还是要去美容院啊。

让我轻松减肥吧！

果然还是去美容院了。

今天的项目是Anti-cellulite防脂肪团组织！

防脂肪团组织就是改善大腿处脂肪团的按摩。对于那些想要改善自己的橘皮组织，但是又束手无策的人，是最适合的了。

橘皮组织是什么呢？

由于压力、运动不足、饮食不规律、便秘、荷尔蒙失调等原因引起的皮下脂肪的堆积成块。这些脂肪块就是皮肤凹凸不平的原因。

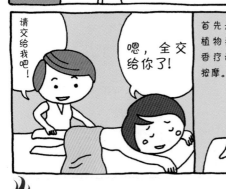
请交给我吧！

嗯，全交给你了！

首先是结合了植物疗法和芳香疗法的精油按摩。

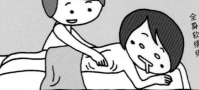
提高血液循环，改善引起橘皮组织的代谢问题！

全身软绵绵

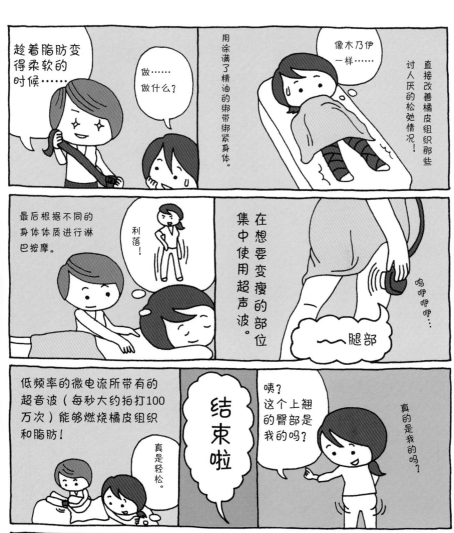

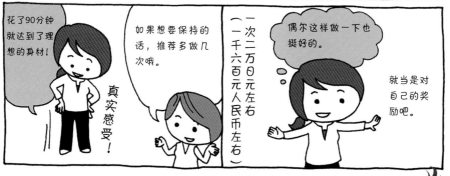

『借助外力』门诊

*090

通过排毒调理
重获新生

美容院的那些通过排除体内毒素（也就是汗液）来减肥的服务项目，简单地说，就是在美容院通过专业的手法，按摩淋巴系统，制造出将体内垃圾排出的通道，在海洋热体润肤膏的配合下一口气排除汗液。这不但有利于新陈代谢，还可以消除浮肿。除了可以改善粉刺之外，还可以消除压力，使身心都能变得美丽，所以很推荐哦。

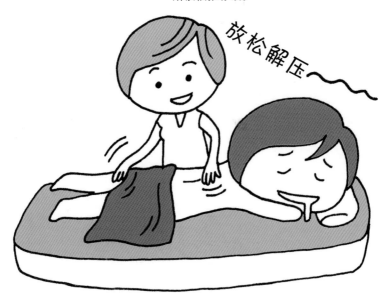

放松解压

这也是美容院的一个服务项目。完美塑形，就是使用精油的有效成分，使其在身体上有问题的地方发挥功效，达到放松身体、促进血液和淋巴系统循环的效果，从而塑造出美丽又健康的身形。比如，引流腋下的脂肪来塑造胸形，不但能提升胸部，还可以塑造出美丽的背部线条。

*091

完美塑形

保健品是强力助手

那些在药店、便利店、超市销售的，食用起来轻松便捷的营养品，其实值得一试。由于现在这类营养品的品种越来越丰富，有时候会很烦恼到底该选哪一种。有助于减肥的保健，按大类来分的话，基本有几种类型：抑制食欲的、帮助燃烧体内糖分的、帮助燃烧体内脂肪的、阻止身体吸收脂肪的。购买的时候回想一下自己的饮食生活，选择适合自己的产品，切实地体会一下效果也是不错的哦。

有助于减肥的各类营养品

「借助外力」门诊

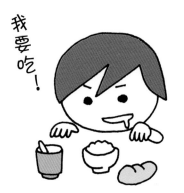

我要吃！

● 抑制食欲的类型

柬埔寨藤黄类植物
（ Garcinia cambogia ）

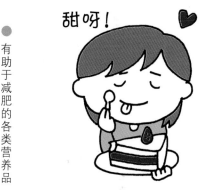

甜呀！

● 帮助燃烧体内糖分的类型

匙羹藤（ Gymnema sylvestre ）、桑叶

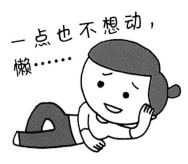

一点也不想动，懒……

● 阻止身体吸收脂肪的类型

甲壳素

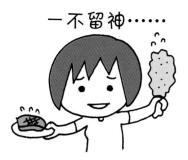

一不留神……

● 帮助燃烧体内脂肪的类型

氨基酸、肉碱、辣椒碱、卵磷脂

通过"整体"防止过度进食

"整体"，在日本意为对骨骼倾斜等症状进行矫正，原本是为了缓解身体压力、提高内脏的机能、减轻肌肉的负担、缓解酸痛和压力而进行的。如果身体积聚了过多的疲劳和压力，人体就会想要摄入过多的食物。为了防止这种情况，骨骼矫正还是很有效的。而且如果内脏的机能能够良好运作，身体就能够充分有效地燃烧能量，提高减肥的功效。

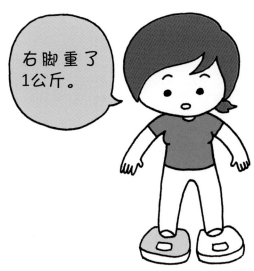

右脚重了1公斤。

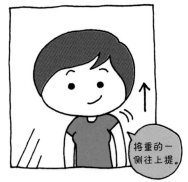

将重的一侧往上提。

● 测试骨骼是否歪斜的简便方法

在镜子的面前放置两台体重秤，一台用来测量右脚，另外一台用来测量左脚。如果左右两台体重秤所表示的数字有差异的话，这就是身体有歪斜的证据。矫正骨骼对于矫正身体的歪斜是很有用的。

在选购那些能够有助于减肥的商品时，也要聪明地去选择。哑铃和钢管，以及塑形机器这类商品，虽然能够让你很彻底地流汗，但是在这里反而要推荐那些"只要做某某事情"系列的减肥道具。例如"只要弯曲身体就能给脂肪做按摩"的芭蕾紧身裤、"只要穿上就能缓解肌肉松弛"的短袜、"只要涂在身上就会有塑性紧致效果"的霜和啫喱、"只要坐着就能矫正骨盆歪斜"的靠垫，等等。虽然不是真的光靠这些商品就能变瘦，但是选择能达到特定目的的商品还是不错的办法。

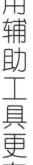

用辅助工具更有效果

「借助外力」门诊

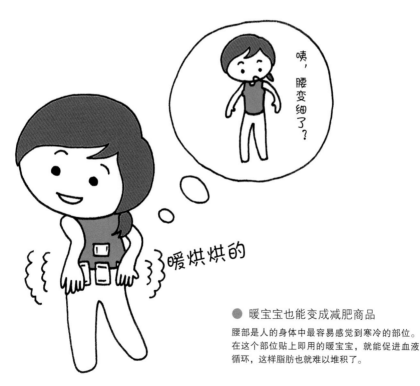

咦，腰变细了？

暖烘烘的

● 暖宝宝也能变成减肥商品

腰部是人的身体中最容易感觉到寒冷的部位。在这个部位贴上即用的暖宝宝，就能促进血液循环，这样脂肪也就难以堆积了。

这样做是不行的！

喝了"只要喝这个
就能减肥"的饮料，
但是效果却……

尝试了"只要喝这个就能减肥"的饮料、
"只要在吃饭的时候一起吃，很简单地就
能坚持下来"之类的产品。但是，却完全
没有瘦下来……

直载了当地解读那些经常发生的失败案例！

请重新审视一下
餐点内容与进餐方式

号称"只要喝这个就能减肥"的健康饮料
和健康食品有很多种。这种饮料大多会间接地帮
助身体燃烧脂肪，释放出能量。虽然并不否定喝这
种饮料的行为，但是抱着"只要喝这个就能减肥"
的念头便放心地大吃大喝，有时反而会产生反效
果。如果想要尝试某些减肥食品的话，也要注意
这些食品的成分和食用方法哦。

医生建议

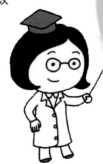

Part 8

「环游世界」门诊

如同环游世界般地减肥方案

斩钉截铁

才没有那么简单呢！

哎，外国人生来就瘦，真好啊……

漫画：这个就是异国风情
（瑜伽及力量型瑜伽）

Part 8 "环游世界" 门诊
边想象异国风情，边来慢慢地尝试一下吧。

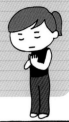

起源于印度的瑜伽，能够通过腹式呼吸来促进新陈代谢，使身体变为一种容易瘦的体质。对于矫正身体歪斜也有着显著的效果。

现在就开始做瑜伽吧！

但是看着觉得好困难啊。

不如来看看这个吧！

① 手臂大幅上举，双手合掌。然后保持这个姿势，向上伸展。

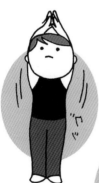

② 一边吐气，身体一边倾斜向左侧，不断地腹式呼吸。

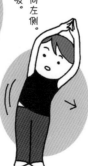

做完第四步之后，再次回到第一步，在第二步的时候向右侧倾斜。

③ 用腹部肌肉用力吸气的同时，身体恢复到原来的位置。

④ 将手放下来，保持合掌的姿势。

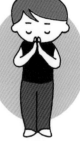

这个姿势能够强化腹肌和背部肌肉，促进腹部周围脂肪的新陈代谢。对下半身的减肥也有功效。

新月姿势

在好莱坞得到发展的力量型瑜伽，和普通的瑜伽相比，由于在"运动、静止、运动"之间不断地重复着，能够让肌肉处在不断被使用的状态，短时间内就能够看到效果。

是哦。

这样能行吗？

总是这样的姿势可不是瑜伽啊。

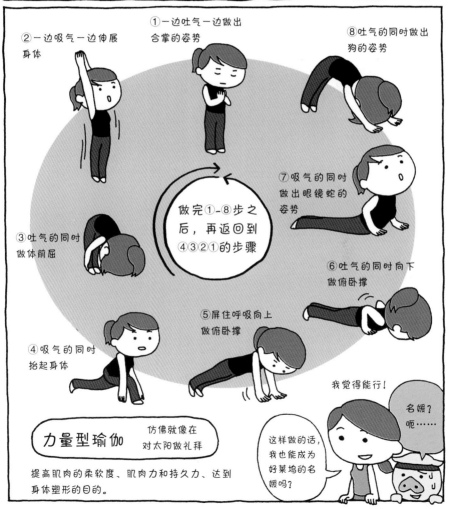

②一边吸气一边伸展身体

①一边吐气一边做出合掌的姿势

⑧吐气的同时做出狗的姿势

⑦吸气的同时做出眼镜蛇的姿势

做完①-⑧步之后，再返回到④③②①的步骤

③吐气的同时做体前屈

⑥吐气的同时向下做俯卧撑

⑤屏住呼吸向上做俯卧撑

④吸气的同时抬起身体

力量型瑜伽　仿佛就像在对太阳做礼拜

提高肌肉的柔软度、肌肉力和持久力、达到身体塑形的目的。

我觉得能行！

这样做的话，我也能成为好莱坞的名媛吗？

名媛？呃……

通过普拉提健身，塑造凹凸有致的身材

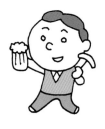

在德国出生

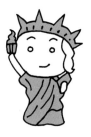

在美国长大

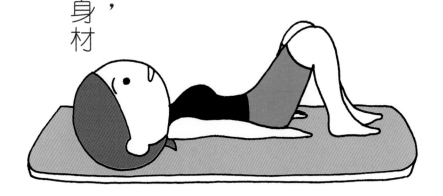

　　普拉提健身法产生于德国，在美国得到发展。很多好莱坞的女演员、模特、舞者都实践过，并且都给予了很多好评。

　　普拉提运动健身系统就是调整身体中心的骨骼和脊椎、锻炼内部肌肉的一种健身练习。这种练习能拉伸身体，提臀，充分伸展手脚。不但能够减轻体重，还能塑造身体必须的肌肉。对于那些希望拥有平衡又曼妙的身材的人，是很不错的一种练习。

● 普拉提运动健身系统的基本姿势

1.面朝上横躺着，膝盖弯曲竖立着。
2.仿佛要让胸腔、腋下和背脊都充满了空气那样，鼻子努力吸气。
3.想象肚脐就要贴上脊梁骨那样，鼻子用力吐气。

韩流超辣
菜肴式减肥

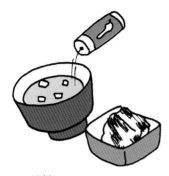

关键1

使用能够提高代谢能力的辛辣成分的苦椒酱和胡椒粉。

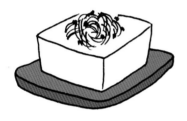

关键2

多使用具有保持体温，促进血液循环功效的葱、生姜、大蒜等药材。

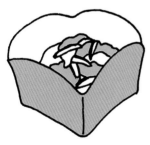

关键3

使用具有减低中性脂肪功效的醋。

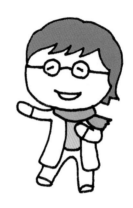

「环游世界」门诊

　　你有没有听说过，有些人去韩国旅行回来之后就变瘦了？那是因为韩国料理有它的小秘密。吃了热的东西之后，身体一下子就变得热起来，这样就会出很多汗。

　　这是因为辛辣的食物会刺激中枢神经，分泌出一种激发能量代谢活性的荷尔蒙。身体的代谢能力提高了，也就会促进身体脂肪的燃烧，预防肥胖的同时还能显著提高减肥的效果。说到这类辛辣食物的代表，那就是平时的料理中常常用到花椒的韩国料理了。如果平时一直吃辛辣食品，身体就会变成一种难以胖起来，但是容易瘦下来的体质。

欧洲

菩提茶

菩提树的茶，具有利尿和分解脂肪的作用，还能够排除体内的垃圾，达到减肥的功效。

中国

普洱茶

普洱茶有将脂肪排除体外的作用。而且因为含有丰富的食物纤维，所以能够消除便秘的症状。还含有能降低体内脂肪的儿茶素。

鱼腥草茶

鱼腥草茶不但具有解毒和利尿的作用，而且富含钾元素，能够改善便秘和浮肿。

南非

红灌木植物茶

红灌木植物茶富含维生素C和钙质，对于过敏和胃部不适有很好的疗效。而且也有通便的作用。

马黛茶

马黛茶富含丰富的维他命、矿物质和食物纤维。不仅能够消除便秘，还能解决因减肥而营养不足的情况。

● 茶与咖啡
● 香料

欧洲（法国、希腊）

牛至

牛至具有强烈的香味，所以能够消除肉类和鱼类的腥味。如果加到调味汁当中，还能使食物清香，并且促进消化。

中亚

大蒜（粉）

有大蒜的香气，而且具有强力的杀菌能力和抗氧化能力，在排除体内胆固醇方面有显著的功效。

亚洲热带地区·印度

生姜

生姜不但有促进血液循环的作用，还具有使身体暖和、排汗的功效。而且生姜还能消除肉类和鱼类的腥味，还常被用来制作小饼干和蛋糕。

印度

砂仁

砂仁具有分解脂肪、解压、放松身体的作用，也有帮助消化的作用。将砂仁加入肉类料理、咖喱、红茶或者咖啡里也可以使风味更佳。

胡椒

麻辣的香味和辣味是胡椒的特征。而且胡椒的辛辣中所含有的胡椒碱也是能够发挥新陈代谢的作用。

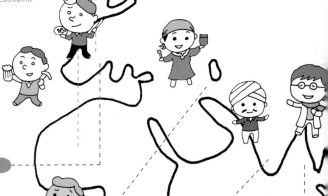

在调味料的 "辛辣" 和 "芳香" 中，
体验周游世界的气氛

饮用零卡路里的茶和咖啡，
体验周游世界的气氛

「环游世界」门诊

澳大利亚

尤加利树茶

尤加利树叶子由于富含钾和钙，不但能够预防骨质疏松症，还能促进胆固醇的排出，最适合用来改善肥胖和浮肿。

巴西

咖啡

咖啡里所含的咖啡因能使皮下脂肪受到刺激，不但能够分解皮下脂肪，还可以分解那些难以减掉的身体积蓄下来的脂肪。据说还有通便的功效。

日本

绿茶

绿茶富含具有减少体内脂肪作用的儿茶素。

要点

说到减肥的菜单，味道清淡是最基本的一点。所以再怎么调味，口味都还是很单调的，久而久之就吃得厌烦了。这个时候，香料就会被频繁地使用。同样的食材如果加上独特的风味和香料，口感就会改变，吃饭也会变得乐趣无穷。

南美

辣椒

辣椒中所含的作为辛辣成分的辣椒素，被证实具有促进消化、血液流动以及排汗的功效。

日本

山椒

山椒的魅力在于能让舌头辣辣的，麻麻的。这种辛辣风味可以用于料理的配料和味噌的调味。

亚洲热带

姜黄

咖喱粉的黄色原料就是姜黄，它能够通过激活体内酵母的活性来分解脂肪。

印度尼西亚

丁香

丁香的香味和香草的香味有些相似，如果能巧妙地运用，还有抑制食欲的效果。

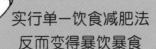

这样做是不行的！

实行单一饮食减肥法
反而变得暴饮暴食

某位好莱坞女星曾提到单一饮食减肥法，就是只吃特定的一种食物来减肥的一种减肥方法，最近我也尝试了一下。但是坚持到第四天的时候，就已经不想再看到这种食物了，所以就放弃了。然后反而变得暴饮暴食起来，体重也增加了。

直截了当地解读那些经常发生的失败案例！

为了转换心情，
偶尔尝试一下是没关系的

由于单一饮食减肥法忽视了营养平衡，所以作为减肥方法并不推荐。而且总是吃同样一种食物，精神上无法得到满足，坚持不下去的情况也很多。但是，对正在实行的减肥方法有点厌烦时，或者快要达到自己的目标时，作为一种转换心情的方式来尝试一下单一饮食减肥法，也是没关系的。

医生建议

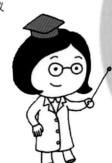

让你知道在各种场合所适合执行的招式

依据场合不同来分类的瘦身守则100招

在公司、在便利店、在浴室……在什么样的地方实行什么样的瘦身方案，一目了然的瘦身表。

而且，还附加了能够标记『尝试过的方法』『我喜欢的方法』『行不通的方法』的标签栏。

从这里开始，发掘专属于你的瘦身计划吧！

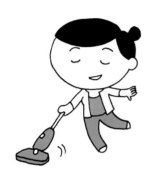

下一页的使用方法

例

■■■001外形急剧改变！ "重心"的秘密 p5

①尝试过的方法 ▷▷ ☑

②我喜欢的方法 ▷▷ ◯

③行不通的方法 ▷▷ ✗

使用方法

其一 确认在什么样的地方，适合什么样的瘦身方法。

其二 对于想要尝试的方法，在粉红色的框内打钩。

其三 尝试过发现很喜欢的，就在灰色的框内打◯。发现是行不通的，就在灰色的框内打×。

Outside 出门在外可实行的瘦身方法

Inside 在家也能做的瘦身方法

Food 专注于饮食生活的减肥方法

Everywhere Everytime 无论何时何地都能做的瘦身方法

图书在版编目 (CIP) 数据

轻松瘦身 / （日）福田千晶 著；乐秀琳 译 .—上海：
上海人民美术出版社，2013.7
ISBN 978-7-5322-8380-4

Ⅰ . ①轻… Ⅱ. ①福… ②乐… Ⅲ . ①减肥－基本
知识 Ⅳ. ① R161

中国版本图书馆 CIP 数据核字 (2013) 第 058964 号

本书简体中文版由上海动画大王文化传媒有限公司、上海
人民美术出版社出版。
合同登记号：图字：09-2011-217 号

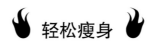

轻松瘦身

著者：[日] 福田千晶
译者：乐秀琳
策划：海派文化
责任编辑：杜昀初 孙铭
助理编辑：赵 甜
封面设计：马思赜 白桦
版式设计：张敏轩
技术编辑：尹 尧
出版发行：上海动画大王文化传媒有限公司
上海人民美术出版社
地址：上海长乐路 672 弄 33 号 邮编：200040
印刷：上海丽佳制版印刷有限公司
开本：889mm×1194mm 1/32 3 印张
版次：2013 年 7 月第 1 版
印次：2013 年 7 月第 1 次
书号：ISBN 978-7-5322-8380-4
定价：25.00 元